中医
传统疗法
治百病系列

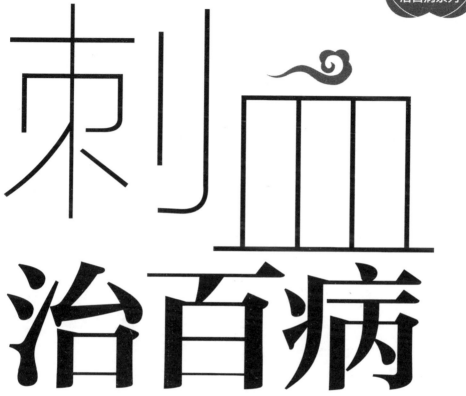

刺血治百病

向阳 向云飞 ◎编著

U0389798

化学工业出版社
·北京·

刺血疗法，又被称为刺络法，是中医学的宝贵遗产。其"简、便、效、廉"，不仅在民间广为流行，而且很多医家广为采用。本书介绍了120余种常见病的刺血疗法，内容涉及病因病机、取穴、方解、方法和注意事项等，可供专业人员、医学院校师生、养生保健人员及普通大众学习与应用。

图书在版编目（CIP）数据

刺血治百病 / 向阳，向云飞编著 . —北京：化学
工业出版社，2016.7 （2023.9重印）
（中医传统疗法治百病系列）
ISBN 978-7-122-27155-6

Ⅰ. ①刺… Ⅱ. ①向… ②向… Ⅲ. ①放血疗法（中
医） Ⅳ. ① R245.31

中国版本图书馆 CIP 数据核字（2016）第 115005 号

责任编辑：刘亚军 邱飞婵 装帧设计：史利平
责任校对：边 涛

出版发行：化学工业出版社（北京市东城区青年湖南街 13 号 邮政编码 100011）
印 装：三河市延风印装有限公司
710mm×1000mm 1/16 印张 10 字数 168 千字 2023 年 9 月北京第 1 版第 13 次印刷

购书咨询：010-64518888 售后服务：010-64518899
网 址：http://www.cip.com.cn
凡购买本书，如有缺损质量问题，本社销售中心负责调换。

定 价：39.00 元 版权所有 违者必究

前言

中医传统疗法历经几千年的历史，依然"生机盎然"，其魅力在于它的疗效。通过中医的辨证论治，经过内病外治，以"外达内"而取得疗效，甚至有些是立竿见影的效果和令人意想不到的奇迹。为了弘扬、推广和普及中医传统疗法，我们编写了"中医传统疗法治百病系列"，共包括九册：《针刺治百病》《火针治百病》《埋线疗法治百病》《拔罐治百病》《皮肤针治百病》《刺血治百病》《艾灸治百病》《穴位贴敷治百病》《刮痧治百病》，希望广大读者可从中受益，防病治病。

刺血疗法，又被称为刺络法，以"简、便、效、廉"著称，不仅在民间广为流行，而且很多医家广为采用。国医大师贺普仁教授大力弘扬刺血法，对刺血法的发展作出了巨大的贡献。笔者在临床实践中亦经常使用刺血法，深感其不仅对常见病有应手之效，甚至对一些令人棘手的疑难杂症也有着令人意想不到的疗效。

刺血法是先人智慧的结晶，更是他们留给我们的宝贵医学财富。为了可以让更多的人得到这一古老文明对健康的护佑，笔者整理资料并结合临床实践经验编著本书。本书介绍了120余种常见病的刺血疗法，内容涉及病因病机、取穴、方解、方法和注意事项等内容。

本书的编写得到了我的好友赵田雍、客永忠、吴家尧和陈安妮等的鼓励，在此一并致谢！

编著者
2016年5月

目　录

● 痹证、痛证/69

● 男性病症/85

刺血工具、方法及部位

俗话说："工欲善其事，必先利其器"。工具的好坏，是否得心应手，直接关系到操作者技术的发挥和疗效的快慢与好坏。此如《灵枢·官针》篇所说："九针之宜，各有所为，长、短、大、小，各有所施也。"

一、主要工具

1. 三棱针

三棱针，又名"锋针"。其由古代锋针发展而来，《灵枢·九针论》说："四曰锋针，取法于絮针，筩其身，锋其末，长一寸六分，主痈热出血。"现之三棱针由不锈钢制成，长1.6寸，即6厘米，针身呈圆柱形，针尖锋利呈三棱锥状，三面有刃，是刺络放血的主要工具。主要用于放血、排脓。

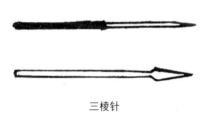

三棱针

在临床使用中，三棱针又有大、小之分。

（1）大三棱针 多用于男性、身体健壮者，躯干及四肢的俞穴，出血量较多时选用。

（2）小三棱针 多用于女性、小儿或体弱者，刺络头面俞穴或点刺十二井穴、十宣等出血量较少处选用。

2. 梅花针

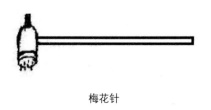

梅花针

梅花针，又被称为"皮肤针"和"七星针"，是由古代的镵针演变而来。其是将5～7枚钢针如莲蓬状固定在塑料或牛角制的头上，再装一个约20厘米长的塑料或牛角柄即可。根据其头部针数的不同，又分为梅花针（5枚针）、七星针（7枚针）和罗汉针（18枚针）等。其主要用于刺激面较大，但出血量不多的部位。一般用于皮肤疾病较多。

3. 毫针

毫针，《灵枢·九针论》说："七日毫针，取法于毫毛，长一寸六分，主寒热痛痹在络者也。"现在刺络所选取的毫针，一般多选用1寸毫针，多用于小儿及体质虚弱之人。

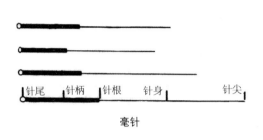

针尾　针柄　针根　针身　针尖

毫针

此外，还可选用注射针、圆利针、采血针、小眉刀、缝衣针等作为刺络泻血的工具。

二、辅助工具

为了能够取得更好的治疗效果和操作上的安全，还应备有辅助工具。

1. 火罐

火罐多在刺罐法时使用。在刺络后，在施术处施火罐，可以利用其产生的负压，让血溢出更充分，从而达到治疗的目的。火罐分为玻璃罐、竹罐和陶罐等。其中以玻璃罐为最好，一方面便于观察出血量多少，另一方面便于清洗及消毒。玻璃罐按其大小可分为5个规格，可根据临床需要而选取不同型号的火罐。

2. 止血带

止血带为橡胶制品，长约2尺，多在缓刺法时使用。操作时，一般将止血带结扎在刺络部位上端（近心端），令静脉怒张，用三棱针点刺，以使毒邪外泄。止血带常常在肘窝、腘窝处使用。

此外，还需备有消毒用碘酒、酒精棉球、干棉球或脱脂棉等。

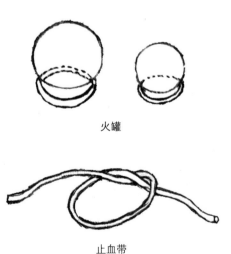

火罐

止血带

三、刺血方法

刺血的方法有多种，但不论采用何种方法，都应根据受术者的病情、体质、病变部位及被施术部位的不同而采用不同的操作方法，这样才可以取得预期的效果。此正如《灵枢·官针》篇所言："凡刺之要，官针最妙。九针之宜，各有所为，长、短、大、小各有所施也。不得其用，病弗能移。疾浅针深，内伤良肉，皮肤为痛；病深针浅，病气不泻，支为大脓。病小针大，气泻太甚，疾必为害；病大针小，气不泄泻，亦复为败。"

刺血的方法一般分为速刺法、缓刺法、挑刺法、围刺法和密刺法五种方法。

1. 速刺法

亦即点刺法，古称络刺。《灵枢·官针》说："络刺者，刺小络之血脉也"。操作时，先将受术部位常规消毒，术者用左手拇指、示指、中指三指捏紧受术部位；右手持三棱针迅速刺入皮下半分深左右，并随即退针，然后双手捏挤局部，使之出少许血，再用消毒棉球按压针孔。此法在操作时应注意，当三棱针刺入皮下时，不可用力过猛，更不可捻转，以免造成创口过大。

此法最为常用，多用于刺十宣、十二井穴以及头面部俞穴。

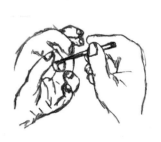

速刺法

2. 缓刺法

亦即泻血法。操作前，术者须先将受术者受术部位的静脉上下推按，并用止血带结扎于施术部位上端（近心端），令其静脉充盈显露，再在局部按常规消毒。针刺时，术者左手拇指按压在泻血部位的下端，右手将三棱针徐徐刺入怒张的静脉，刺入半分至1分深，随即将针缓缓退出，血即流出；待血色由黑变红时，可将止血带解开，并用消毒干棉球按压针孔，即可止血。

此法适用于浅表静脉放血，多用于肘窝、腘窝处。但当出血不充分时，容易形成皮下血肿。

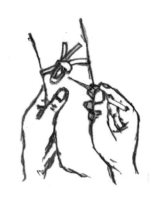

缓刺法

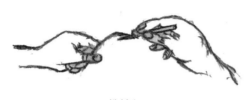

挑刺法

3. 挑刺法

此法是术者在操作前，先要在受术者背部寻找痣点（阳性反应点），再将其常规消毒，术者左手将痣点的皮肉捏起，右手将三棱针横向刺入，并用针尖挑之，挑破局部皮肤或细小静脉，流出少量血液或黏液，再用无毒干棉球按压，贴敷创可贴即可。

此法多用于头面、胸腹及背部肌肉浅薄部位的浅表细小静脉和背部痣点。如挑"羊毛疔""痔""颈淋巴结核"背部的痣点。

痣点的特点：痣点多在皮肤表面，呈丘疹状，稍高于表皮，针幅大小或米粒、芝麻大小，多为灰白色、浅红色、棕褐色等。压之不褪色，有的点上还有一根毫毛。

4. 围刺法

亦即散刺法，古称"豹文刺"。《灵枢·官针》说："豹文刺者，左右前后针之，中脉为故，以取经络之血者"。操作时，术者先对受术部位常规消毒，再以病变部位为中心，进行一层或多层包围性针刺，针刺可达10～20针以上，令局部出血。但针刺时要由病变外周呈环形向中心点刺，以达到将恶血和水肿排除的目的。在临床时，一般多配合拔罐，针后拔罐，以令毒血得以外泄。

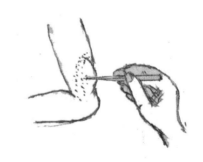

围刺法

此法多用于局部瘀血、血肿、水肿、丹毒、顽癣等。

5. 密刺法

此亦即古代的毛刺法。《灵枢·官针》篇说："毛刺者，刺浮痹皮肤也"。在临床操作时，多选用梅花针叩打患处，使之微量出血，亦可叩刺至局部皮

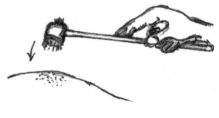

密刺法

肤潮红、充血为度。

此法多用于皮肤疾病，如神经性皮炎、斑秃、白癜风等。

四、刺血部位

在临床中，刺血部位的选择主要是基于：主治所用。刺血该俞穴或该部位，则俞穴或部位所主或所在的病症可迎刃而解；亦或该俞穴所属经络循行的组织、器官、脏腑的病变得以缓解。

1. 四肢末端

临床最为常用。多选取速刺（点刺）十二井穴、十宣穴。用于治疗发热、神昏等脏之急证，《灵枢·顺气一日分为四时》云："病在脏者，取之井"。此外还可以用于治疗咽喉肿痛、鼻衄、便秘、高血压、产后少乳、肢端麻木等症。一般出血3～6滴。《普济方》中说："备急疗急咽喉舌病方，随病之左右，以刀锋裁刺手大指甲后爪中，令出血即愈"。

2. 四肢静脉显露处

临床亦较为常用。多选取肘窝、腘窝等静脉较显露之处。用于治疗中暑、高血压、皮肤病、腰腿疼痛等。一般出血量较多，多采用三棱针刺破浅静脉，令其自然血出，待其自行血止；亦可当血由暗变鲜红时，用干棉球压迫止血。此外，常用的俞穴和部位有曲泽、尺泽、泽前、委中、太阳、耳后静脉等。西晋皇甫谧在《针灸甲乙经·血溢发衄》中指出："衄而不止，血流，取足太阳……不已，刺腘中出血。"

3. 浅表细小静脉

多采用挑刺法，出血量较少或挤出少量黏液。多用于治疗小儿疳积、头痛、麦粒肿等疾病。施术前，先要轻拍或揉按浅表细小静脉处，再刺入皮肤或静脉，随即针尖上挑，挑破皮肤或细小静脉，按出少量血或黏液。

4. 病变局部

亦即阿是穴。一般多采用围刺法。在操作时，应围绕病变局部的四周进行针刺，刺的深度应视局部肌肉厚薄而定，刺后再用双手轻轻挤压，或配合拔罐，使恶血外泻。

5. 阳性反应点

亦即痣点。其是指脏腑病变在皮肤表面所呈现的反应点。当我们在反应点施治时，则通过"皮毛→络脉→经脉→脏腑"这一通路，而使疾病治愈。正如《素问·离合真邪论》所说："刺出其血，其病立已。"在临床上常用于治疗乳腺增生、黄褐斑、痤疮、麦粒肿等病。《针灸聚英》就曾指出："偷针眼，视其背上有细红点如疮，以针刺破即瘥。"

刺血的力度、出血量和时间

在刺血施术时，还要求术者应根据患者的病情、体质、病变部位而决定施术的力度、出血量和时间；通过放出适量的血液，来达到"通其经脉，调其血气"，以治愈疾病的目的。

1. 刺血的力度

《素问·血气形志篇》指出："凡治病必先去其血"。但刺血的力度，即深浅应根据患者的体质、疾病的病位深浅，亦即在表、在里，综合而定。

2. 分辨体质

《灵枢·终始》篇指出："凡刺之法，必察其形气"。故在刺血施术时，亦必遵循这一原则，必须要考虑受术者的体质、气质及神气盛衰，对症下药，才可手到病除。

（1）体质肥大者 肥胖者，由于肌肉肥厚，血管较深，刺时可以力度大些，刺入深些。一般宜采用缓刺法和围刺法。

（2）体质瘦小者 瘦小者，由于肌肉较薄，血管较浅，多宜采用浅刺。临床上一般多采用点刺法和密刺法。

（3）女性、老人和儿童 一般多宜采用浅刺，以点刺法最为多用。

3. 分辨病位

《素问·刺要论》篇说："病有浮沉，刺有浅深，各至其理，无过其道；过之则内伤，不及则生外痈……浅深不得，反为大贼。"这就告诉我们，刺血亦必须考虑病位。

（1）病位在表 手法宜轻，针刺宜浅些。《素问·离合真邪论》指出："此邪新客，溶溶未有定处也，推之则前，引之则止……刺出其血，其病立已。"如皮肤病，病位一般在表皮，多用梅花针，采用密刺法，轻叩皮肤，表皮出血少许即可。

（2）病位在里 手法宜重，针刺宜深些。正如《灵枢·经脉》篇中所说："故诸刺络脉者，必刺其结上，甚血者虽无结，急取之以泻其邪而出其血"。如被毒蛇、毒虫咬伤，则需立即用三棱针或小刀划破伤口，挤压出血，再叩拔火罐，吸出毒血。

4. 刺络的出血量

在刺络泻血施术时，就会有一定量的血液排出，其可祛瘀生新、疏通经络，气血和顺，则对人体有益。正如清代名医徐大椿所说："古人刺法，取血甚多……头痛腰痛，尤必大泻其血……今人偶尔见血，病者医者已惶恐失据，病何由除？"但是，放血也并非多多益善，而是依需要而定。

（1）根据病情 对于病情较轻，病程较短，病邪较浅者，放血量宜少，《素问·刺热》说："出血如大豆，立已"。一般泻血1~2滴或1~2毫升为宜；如病情重，病程长，病邪深者，放血量宜多一些，正如《灵枢·寿夭刚柔》所说："视其血络，尽出其血"，一般30~100毫升效果较好。

（2）根据体质 张景岳曾指出："适肥瘦出血者，谓瘦者浅之，少出血；肥者深之，多出血也。"一般来说体质虚弱之人或女性、小儿等，出血量宜少一些，数毫升即可；体质强壮之人，出血量可稍多些。

（3）根据部位 亦即和刺络泻血时施术的部位有关。正如《灵枢·九针十二原》指出的："审视血脉者，刺之无殆。"一般来讲，十二井穴、十宣等出血宜少，3~6滴即可；如在委中、尺泽等静脉处放血，出血量宜多些，一般血色由暗变红即可，即"刺之血射以黑，见赤血而已"。

5. 刺血时间

刺络泻血的时间安排，多根据受术者的病情和出血量多少等因素灵活掌握。

（1）根据病情 一般急性病可每日治疗1次，个别如需要可连续治疗2~3次，病情转轻后，可间隔1~3日治疗1次；慢性病可每周治疗1~2次，5次左右为1疗程。

（2）根据出血量 出血量少者可每日或隔日治疗1次，5次为1疗程；出血量多者，每周治疗1~2次即可，每治疗5次为1疗程。

刺血法的注意事项和禁忌

刺络泻血法是我国中医的一种传统治疗方法，具有简、便、效、廉的特点，尤其是对一些急、重、实、热、瘀血的病症有其独特的疗效，往往是立竿见影。明代《针灸大成》的作者杨继洲，认为此法是"捷法最奇者"。故此法受到了人们的普遍欢迎。但如果使用不当，不但事与愿违，而且会给受术者带来伤害，甚至发生事故。所以操作时的注意事项和禁忌是十分重要的，希望读者谨记。

1. 注意事项

（1）术前必须向受术者解释清楚，取得合作。

（2）对针具和受术部位必须严格消毒，以免感染。

（3）穴位选取应准确无误。

（4）根据病情和受术部位需求，选择合适的针具，婴幼儿宜用细针。

（5）针具应完好，针尖应尖韧锋利。

（6）施术时动作应敏捷，手法宜轻、快、浅、准。

（7）掌握放血量，一般出血不宜过多。

（8）熟悉解剖知识，避开大血管。

2. 禁忌

（1）久病体虚、贫血及低血压者慎刺。

（2）过饥、过饱、大醉、大汗、大怒、过度疲劳者禁刺。

（3）孕妇、习惯性流产者禁刺；女性经期慎刺。

（4）大动脉禁刺。

（5）重要脏器附近，应慎刺或禁刺。

（6）严重心、肝、肾功能衰竭者禁刺。

（7）凝血功能障碍者、有自发出血倾向者及损伤后出血不止者禁刺。

（8）血管瘤患者禁刺。

急性病症

❶ 高热

　　高热是指体温超过39℃，一般可同时伴有头痛、恶寒等症状。此症常见于急性感染性疾病，如流感、乙脑、急性扁桃体炎等。中医称之为壮热、实热、灼热、身大热等。

【病因病机】

　　中医认为，其病因多为素体不强，腠理不密，又外感六淫之邪所引发。《素问·热论》说："今夫热病者，皆伤寒之类也。"《素问·风论》篇亦说："风气藏于皮肤之间，内不得通，外不得泄。风者，善行而数变，腠理开则洒然寒，闭则热而闷。"

【取穴】

　　大椎：第七颈椎棘突下。

　　十宣：手十指尖端，距指甲游离缘0.1寸。

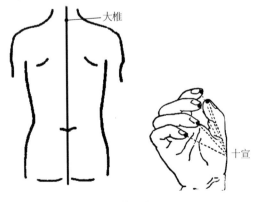

大椎　十宣

【方解】

大椎为督脉俞穴，又与手足三阳交会，纯阳主表，可疏散表邪，解肌泄热；十宣为经外奇穴，可开窍泄热。

【方法】

取三棱针速刺大椎3～5下，再用闪火法扣拔火罐，留罐10分钟，令出血5毫升；十宣点刺放血，出血8～10滴。

【注意事项】

① 在刺络退热后，应查明病因，针对治疗。
② 饮食宜清淡，忌辛辣、油腻食品。
③ 多饮温开水。

❷ 中暑

中暑，是盛夏发于高温环境中的一种急性外感热病。其多以高热、汗出、神昏、烦躁、四肢厥冷、抽搐等为主要症状。此正如清代名医陈修园所说："暑证心烦脉已虚，溺红热渴自唏嘘"。

【病因病机】

中医认为，其病因多为在暑天高温环境下劳作，行走时间过久；或体质虚弱，感受暑热、暑湿、秽浊之气，由表入里，阻遏气机，上蒙清窍而引发。

【取穴】

水沟：在人中沟的上1/3与中1/3交界处。

十宣：手十指尖端，距指甲游离缘0.1寸。

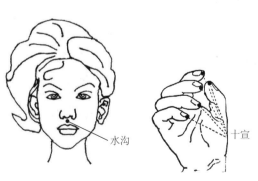

水沟　十宣

【方解】

水沟为督脉俞穴，其脉"入络脑"，可泄热、开窍、醒神；十宣为经外奇穴，可调节阴阳、泄热、通窍、开闭。

【方法】

取三棱针，点刺水沟、十宣，各挤出3～5滴血。

【注意事项】

① 治疗时，应立即将患者移到阴凉通风处。

② 露天作业，注意防暑降温，准备清凉饮料，劳逸结合。

③ 室内应注意通风散热，防止室温过高。

❸ 昏迷

昏迷是以神志不清，不省人事为特征的病证。其又被称为"昏聩""神昏"等。常见于中医中的时行热病、中风、厥证、痰证、疫毒痢、瘴疟、消渴、癃闭、鼓胀等疾病的发展过程中。

【病因病机】

中医认为，其病因多与心脑有关，"心主神明""脑为神之府"。外感时邪，蕴热传里，上扰神明，或逆传心包；肝肾亏虚，七情化火，上扰清窍；饮食不节，湿热积聚，痰热蒙窍，神明不用；脾肾阳虚，水浊上犯；亦或禀赋不强，正气不足，心神亏耗均可导致昏迷。

【取穴】

水沟：在人中沟的上1/3与中1/3交界处。

百会：后发际正中直上7寸。

十宣：手十指尖端，距指甲游离缘0.1寸。

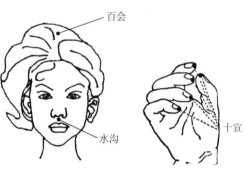

水沟　百会　十宣

【方解】

水沟、百会皆为督脉俞穴，其脉"入络脑"，可开窍醒神，调阴阳之逆乱；十宣为经外奇穴，可泄热醒神。

【方法】

取三棱针点刺百会、水沟、十宣各出血4～6滴。

【注意事项】

① 点刺放血对昏迷有立竿见影之效。

② 注重对原发病的治疗，以治其本。

❹ 虚脱

虚脱，是以面色苍白、冷汗淋漓、四肢厥冷、烦躁不安、甚至神昏、大小便失禁、脉微欲绝为主要特征的急症。其隶属于中医的"脱证""厥证""亡阴""亡阳"等范畴。相当于西医学中的休克。

【病因病机】

中医认为，虚脱是以亡阴、亡阳为主要表现的一种病症，因亡阴、亡阳而使真气衰微，元阳外脱。其中亡阴，多由汗、吐、下后津液耗伤过度，或呕血、便血、阴液大耗所致；亡阳，多因阴竭而阳随亦亡，血脱精亡则气亦失其依附，以致引起亡阳。

【取穴】

主穴

中冲：中指尖端末端中央。

配穴

亡阴加涌泉；亡阳加足三里。

涌泉：在足底部，卷足时足前部凹陷处，约当足底2、3趾缝纹头端与足跟连线的前1/3与后2/3交点上。

足三里：在小腿前外侧，当犊鼻下3寸，距胫骨前缘一横指（中指）。

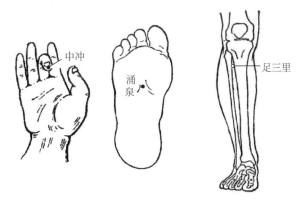

中冲　涌泉　足三里

【方解】

中冲为手厥阴心包经之井穴，可调阴阳之逆乱，回阳固脱；涌泉为足少阴肾经之起始穴，可养阳固脱；足三里为足阳明胃经之合穴，阳明经多气多血，可健脾胃、益气固脱。

【方法】

取三棱针，急点刺所取俞穴，挤出血液4～6滴。

【注意事项】

① 本症为危重病症，应及时抢救治疗，有专人守护，观察病情。

② 对引起本症的原发病进行治疗。

③ 必要时应配合西医抢救方法。

❺ 酒精中毒

酒精中毒，是指饮酒过度而导致的中枢神经系统功能紊乱症状。其临床多表现为：颜面、颈项潮红或苍白，头昏脑涨，兴奋无力，语无伦次，步态不稳，恶心呕吐，烂醉如泥；重者烦躁不安、昏迷、抽搐、呼吸衰竭，甚至死亡。此正如《疡医大全》所说："人有恣饮烧酒大醉而死，必身腐烂臭秽。夫酒为大热之物，纯阳无阴，尤为至热。多饮过度，力不能胜，一时醉倒而热性发作，腐烂肠胃。"

【病因病机】

中医认为，酒乃水谷精化之物，"酒性味辛甘，气味俱阳"，少饮对人体有益，多饮则有碍健康。唐·《备急千金要方》说："久饮酒者，腐烂肠胃，溃髓蒸筋，伤神损寿。"禀赋不耐者，酗酒后，则生湿热化痰浊，阻滞经络，蒙蔽心窍。此如《诸病源候论》所说："凡酒性有毒，人若饮之，有不能消，便令人烦毒闷乱。"

【取穴】

十宣：手十指尖端，距指甲游离缘0.1寸。

曲泽：肘横纹中，肱二头肌腱的尺侧缘。

委中：腘横纹中央。

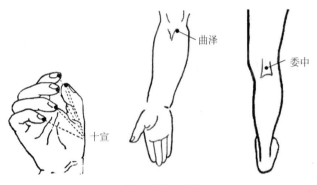

十宣 曲泽 委中

【方解】

十宣为经外奇穴，可以泻浊、清热、祛湿、醒神；曲泽为手厥阴心包经俞穴，又为其合穴，可以通经络，醒神明；委中为足太阳膀胱经之合穴，可以祛除湿热之邪，通络排毒素。

【方法】

取三棱针，将以上诸穴点刺出血，每穴出血4～6滴即可。

【注意事项】

① 饮酒应节制，不可过量。

② 令其俯卧，可催吐。

③ 患者醒后可食温糜粥调养。

内伤杂病

❶ 失眠

失眠在中医里被称为"不寐""不得眠"。当下失眠的人越来越多。据调查显示，我国"怀疑失眠"和失眠的人群约为45%，如果再加上各类睡眠障碍的话，全国至少有50%的人不能每个晚上都睡个好觉。这主要和当下工作压力大、生活节奏紧张、饮食不节、生物钟紊乱等有关。其临床多表现为：入睡困难，睡眠浮浅，多噩梦，易惊醒，醒后难入睡；可伴有易兴奋、易疲劳、心慌、心悸等。

【病因病机】

关于失眠，明代大医家张景岳曾说："寐本乎阴，神其主也，神安则寐，神不安则不寐。其所以不安者，一由邪气之扰，一由营血之不足耳。"所以，中医学认为，失眠者多为思虑过度，劳伤心脾，致晚上睡眠很轻，半夜易惊易醒，醒后辗转反侧，再难入睡；亦或肾水亏虚，心火亢盛，心肾不交，躺在床上各种各样问题涌入脑海，让人心焦，难以入眠；亦或肝失条达，久则肝郁化火，火气上扰心神而致失眠，如由抑郁、恼怒而导致失眠。

【取穴】

耳尖：折耳向前，耳郭上方的尖端处。

【方解】

耳尖为经外奇穴，可清热降火、养心安神。

【方法】

将一侧耳郭搓红，取三棱针点刺，挤出4～6滴血

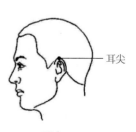

耳尖

即可，两耳交替。

【注意事项】

① 生活、工作要有规律，心态平和，精神放松。

② 要有良好的睡眠环境，光线不可太强，环境不可嘈杂。

③ 晚餐不可过饱，晚上不宜饮浓茶或浓咖啡。

④ 坚持劳逸结合，进行适当的体育锻炼。

⑤ 可适当选择食疗，可食用牛奶、龙眼肉（桂圆）、红枣、莲子、百合等。

⑥ 亦可采用贴敷法，疗效亦佳：取吴茱萸9克捣烂，加适量米醋调稠，贴敷在两足涌泉，24小时取下。

❷ 嗜睡

嗜睡，中医称其为"多寐""嗜卧"。其表现为睡眠节律紊乱，而时时昏昏欲睡。这类患者精神不振，整日昏昏然，时刻睡意来袭，不仅坐车欲睡，看电视欲睡，甚至有的人吃饭、上厕所都会有睡意，严重者开会讲话都会不由自主入睡。

【病因病机】

中医学认为，其主要原因为湿浊困脾，脾阳困顿，脾气不能上升；胆经湿热，困阻清窍，而好眠；亦或气血两虚，髓海不足不能荣养清窍。

【取穴】

四神聪：百会前后左右各1寸处，共4穴。

【方解】

四神聪为经外奇穴，可提升阳气、降浊开窍。

【方法】

取三棱针点刺该四穴，分别挤出3~5滴血。

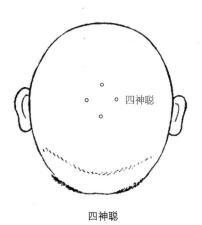

四神聪

【注意事项】

① 振奋精神，合理安排生活，适当进行体育锻炼。

② 调节情志，减轻心理压力和负担。

③ 调节饮食，切忌暴饮暴食。

④ 合理膳食，多吃新鲜蔬菜和水果，少食肥厚油腻食物。

❸ 癫痫

癫痫，是西医病名，中医称其为"痫症"，俗称"羊癫疯"。其表现为突然发作，倒地后昏迷不醒，口吐白沫，全身抽搐，自行缓解，醒后如常人，但可反复发作。其多有家族史。本病一般分为两个类型：一类为原发性，病因不清；另一类为续发性，多由外伤等引起。《古今医鉴·五痫》曰："发则卒然倒仆，口眼相引，手足搐搦，背脊强直，口吐涎沫，声类畜叫，食顷乃苏。"

【病因病机】

中医学认为，该病多由痰、火、瘀血以及先天性因素等使气血逆乱，蒙蔽清窍所致。《素问·奇病论》曰："人生而有病癫疾者……此得之在母腹中时，其母有所大惊，气上而不下，精气并居，故令子发为癫疾也。"

【取穴】

大椎：第七颈椎棘突下。

【方解】

大椎为督脉之俞穴，且为六阳经之交会穴，可调理阴阳逆乱、息风镇静。

【方法】

取三棱针在该穴点刺，放血4～6滴，每日治疗1次。

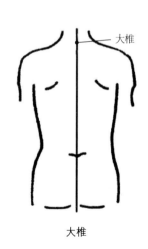

大椎

【注意事项】

① 生活有规律，注意饮食起居。

② 避免精神刺激和过度劳累。

③ 北京金针王乐亭老医生采取中脘艾灸五十壮，疗效斐然可酌用。

❹ 眩晕

眩晕，是中医病名，其又被称为"头眩""掉眩"。眩，是指眼花、眼前发黑；晕是指头晕，站立不稳。两者多同时出现，故称为眩晕。一般患此症者，多为头晕目眩，飘忽不定，如坐舟车，无法站立，甚至不能睁眼；还会伴有恶心呕吐、耳鸣耳聋、汗出、面色苍白等。

【病因病机】

中医学认为，此症多因情志不遂，忧思恼怒，肾阴不足，而令肝阳上亢，故《素问·至真要大论》上说："诸风掉眩，皆属于肝"。肝阳上亢，恣食厚味，都易生火生痰，痰火上扰，可上蒙清窍，如朱丹溪所说："无痰不作眩"。此外，气血虚弱，不能上荣清窍，亦可导致眩晕。《医灯续焰》说："气不足则不能上达，以致头目空虚，而眩晕时时作矣。"《证治汇补》亦说："……使诸血失道妄行，此眩晕生于血虚也"。

【取穴】

大椎：第七颈椎棘突下。

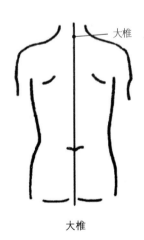

大椎

【方解】

大椎为督脉之俞穴，其脉"入络脑"，可调阴阳、泻浊秽、清利头目。

【方法】

取三棱针在该穴点刺，再扣拔火罐，出血适量。

【注意事项】

① 保持心情舒畅。

② 劳逸结合，保证充足的睡眠。

③ 饮食宜清淡，忌烟酒、油腻、辛辣食物。

❺ 头痛

头痛，是常见病，是患者的自觉症状。中医又称其为"头风"。其多表现为头部某一部位或整个头部疼痛，疼痛分为跳痛、刺痛、胀痛或隐隐而痛等。一般多突然发作，可持续数日，数小时或为一过性疼痛。特别是当前，工作压力，时间紧张，每个人的神经这根弦都绷得很紧，难免紧过头；尤其是个别女性，陷入感情泥沼，不能自拔；或衣着单薄而受外邪侵袭，更是头痛的主要人群。总体讲，头痛患者女性多于男性。

【病因病机】

中医学认为，头为诸阳之会，清阳之府。易感受外邪，特别是风寒，"风为百病之长""巅高之上，惟风可到""寒主收引""寒邪伤阳"，则会气血逆乱，脑失所养。亦或内伤情志、饮食，五志可化火，上扰清空；饮食不节，可伤脾胃，生痰生湿，上蒙清窍，阻遏清阳；以上诸因皆可造成经络不通，"不通则痛"，而导致头痛。

【取穴】

丝竹空：眉梢处的凹陷中。

足临泣：第四跖趾关节的后方，小趾伸肌腱外侧凹陷中。

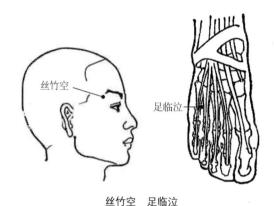

丝竹空　足临泣

【方解】

丝竹空为手少阳三焦经俞穴，其又位于头部，"俞穴所在，主治所在"；足临泣为足少阳胆经之俞穴，为上病取下，"经脉所通，主治所及"，可疏通头部经络之气，"通则不痛"。

【方法】

取三棱针分别点刺以上俞穴，各挤出3~5滴血即可。

【注意事项】

① 劳逸结合，避免过度用脑。
② 调节情志，避免精神刺激。
③ 饮食有节，不吃刺激性食物，不吸烟。

❻ 咳嗽

咳嗽，是当前临床常见病症。咳为有声无痰，嗽为有痰无声，一般多痰声并见，故以咳嗽并称。清·陈修园在《医学三字经·咳嗽》中说："肺为脏腑之华盖，呼之则虚，吸之则满，只受得本脏之正气，受不得外来之客气，客气干之，则呛而咳矣。"其临床表现如下。①外感咳嗽：起病急，多干咳，咽痒或痛，后有少痰，可伴发热、恶寒、流涕、头身痛等。②内伤咳嗽：病程长，反复发作，咳痰，或有喘息，或秋冬季重，春夏季轻，严重者可长年咳嗽。

【病因病机】

中医学认为，其病因可分外感和内伤。外感多因六淫之邪，如《河间六书》说："寒、暑、燥、湿、风、火六气，皆令人咳"。此咳嗽多发病急，咳声较大，痰多先稀后稠，颜色也由白而黄，咽喉痒痛。内伤咳嗽多和肺、脾、肾有关：肺失肃降，气无所主；脾虚湿停，聚而成痰；肾虚摄纳无权，此亦如《杂病源流犀烛》所言："盖肺不伤不咳，脾不伤不久咳，肾不伤不喘，咳不甚"。表现为病程长，反复咳嗽，痰多，往往秋冬加重，春秋减轻。

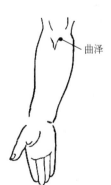

曲泽

【取穴】

曲泽：肘横纹中，肱二头肌腱的尺侧缘。

【方解】

曲泽为手厥阴心包经之"合"穴，其可宣通降逆止咳。

【方法】

取三棱针，点刺该穴，挤出3~5滴血即可。

【注意事项】

① 注意锻炼身体，提高免疫力。

② 冬天注意保暖，避免风寒。

③ 忌食辛辣等刺激性食物，忌烟酒。

❼ 感冒

感冒一词出自南宋医家杨士瀛。其是指因感受风邪而引起的常见外感病症。其临床多表现为鼻塞、流涕、打喷嚏、咳嗽、头痛、恶寒、发热等全身不适症状。汉·张仲景曾在《伤寒论》中说："太阳病，或已发热，或未发热，必恶寒、体痛、呕逆，脉阴阳俱紧者，名为伤寒"。"太阳病，发热、汗出、恶风、脉缓者，名为中风"。此论即包括今之感冒。

【病因病机】

中医认为，禀赋不强，卫外不固，外邪乘虚而入；或起居不慎，劳汗当风，外邪入侵体内，客其身形伤肺卫而致病。正如明·张景岳指出："非其时而有其气"，是为"虚邪贼风"，若不"避之有时"，体虚之人遇之，两虚相得，客其身形伤人致病。

【取穴】

肺俞：第三胸椎棘突下，旁开1.5寸。

【方解】

肺俞为足太阳膀胱经俞穴，为肺之背俞穴，可祛风散寒、宣肺解表。

肺俞

【方法】

取三棱针点刺该穴，再扣拔火罐，出血约3毫升即可。

【注意事项】

① 保持室内空气流通，少去公共场所。

② 避风寒，适当增加衣物。

③ 不可过度劳累，注意劳逸结合。

④ 饮食宜清淡，不食油腻、辛辣之品。

❽ 喘

喘，是以呼吸困难，张口抬肩，鼻翼煽动，甚至不得平卧为特征的一种常见疾病。正如《证治准绳》所言："喘者，促促气急，喝喝息数，张口抬肩，摇身撷肚。"其多发于寒冷季节以及气候突变之时。

【病因病机】

中医学认为，其病因多为痰饮伏肺。一般多由风寒或风热等外邪袭肺所诱发，肺失肃降，而生痰阻络，正如《诸病源候论》所说："肺主于气，邪乘于肺则肺胀，胀则肺管不利，不利则气道涩，故气上喘逆，鸣息不通"。脾失健运，饮食失节或情志失调，都可造成痰涎壅盛，邪壅肺气，肺气逆而喘，如此多为实证；如反复发作，病久则会伤肾，造成肺肾俱虚。肺主气，司呼吸，肾为气之根，司气之摄纳。《医贯》云："真气损耗，喘出于肾气之上奔……乃气不归元也。"

【取穴】

太阳：眉梢与目外眦之间向后约1寸凹陷中。

列缺：桡骨茎突上方，腕横纹上1.5寸。

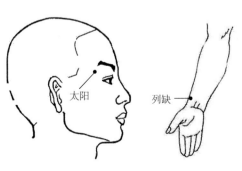

太阳　列缺

【方解】

太阳为经外奇穴，可以清热祛

邪平喘；列缺为手太阴肺经俞穴，可通调手太阴肺之经气。此如《素问·大奇论》记载："肺之壅，喘而两肋满"。故其可宣肺利气平喘。

【方法】

取三棱针点刺上述俞穴出血，每穴出血4～6滴。

【注意事项】

① 加强体育锻炼，提高身体素质。

② 天冷做好保暖，避免感冒。

③ 忌烟酒及肥甘油腻食物及海鲜。

④ 夏日可做三伏灸，做好防治工作。

⑤ 避免接触过敏原。

❾ 胁痛

胁痛，是以一侧或两侧胁肋部疼痛为主要表现的病症。其相当于现代医学的肋膜炎和肋间神经痛。在临床上，多表现为胁肋部胀痛、刺痛、隐痛，多固定不移或随呼吸而痛。

【病因病机】

中医学认为，胁肋部为肝、胆之经所循行经过之所在，故其痛主要责之于肝、胆。其病因多和情志有关，心中抑郁或恼怒，则会肝气郁结，郁久化火，令肝失条达，如《类证治裁》曰："……为暴怒胁痛……相火附木，木郁则化火，为吞酸胁痛……为痞"。气滞、瘀血、湿热等亦会令经络阻滞不通，"不通则痛"，即会使胁肋部疼痛。

【取穴】

肝俞：第九胸椎棘突下，旁开1.5寸。

【方解】

肝俞为足太阳膀胱经俞穴，肝之背俞穴，可疏利肝胆气机、行气止痛。

肝俞

肝俞

【方法】

取三棱针在该穴点刺，再加拔火罐，留罐2～3分钟。

【注意事项】

① 保持心情舒畅，忌忧思恼怒。

② 饮食宜清淡，忌肥甘厚味。

③ 劳逸结合，适当参加文体活动。

⑩ 喘息夜不得卧

喘息夜不得卧，主要指喘咳日久或久治不愈，或体弱多病，年事已高，痰涎壅盛，而吐纳之功减退，肺肾虚损，气道阻塞，而夜不得卧。《灵枢·经脉》篇说："肺手太阴之脉……是动则病肺胀满，膨胀而喘咳"。故临床多可见喘咳甚剧，痰涎壅盛，多咳后有大口痰吐出，色多白或黄，黏稠，动则尤甚；伴有肢肿，汗出，夜不能卧，尚可斜倚而卧，多病程较长。一般秋、冬季复发。

【病因病机】

中医学认为，其多为久病肺虚，肺主气而不得肃降，故上逆；肺病及脾，脾虚运化失司，水津不布，聚而成饮，痰饮阻滞气道；肺脾气虚，气血无力运行，则血积而成瘀，痰挟瘀血阻碍气机而病，正如《丹溪心法》所说："肺胀而嗽，或左或右，不得卧"。病程日久，则可伤及肾气，使肾失摄纳，呼多吸少，不能平卧。

【取穴】

膻中：前正中线上，平第四肋间隙。

内关：腕横纹上2寸，掌长肌腱与桡侧腕屈肌腱之间。

【方解】

膻中为任脉之俞穴，又为气会，

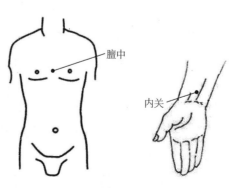

膻中　内关

可以理气宽胸；内关为手厥阴心包经络穴，心包经下膈络三焦，故其可宣通上中焦的气机，去心胸之邪，行三焦之气，令气道通畅。

【方法】

取三棱针点刺以上俞穴，各穴出血3～5滴。

【注意事项】

① 适当锻炼，增强抗病能力。
② 注意保暖，避风寒。
③ 忌烟酒及辛辣、生冷、甜、咸食品。
④ 远房事。

⑪ 呕吐

呕吐是指胃失和降，胃气上逆，胃中之物从口中吐出的一种病症，其为多种病症常见的伴发症状之一。一般讲有物有声为呕，有物无声为吐，无物有声为干呕；而呕与吐常同时出现，故并称为呕吐。《圣济总录·呕吐门》云："呕吐者，胃气上而不下也"。临床上，一般可见胃嘈杂，恶心痞满，食入即吐，或呕吐酸水、痰涎，或不时干呕，常反复发作；患者以女性为多。

【病因病机】

中医学认为，外感六淫、内伤七情、饮食不节、肠胃虚弱等，为其病因。叶天士曾说："脾宜升则健，胃宜降则和"。脾主升清，胃主降浊，脾胃是气机升降的枢纽，故其病变部位主要在胃在脾。

【取穴】

尺泽：肘横纹中，肱二头肌腱桡侧缘。
曲泽：肘横纹中，肱二头肌腱的尺侧缘。

【方解】

尺泽为手太阴肺经之合穴，能清泄肺之热邪，降逆顺气；曲泽为手厥阴心包经之合穴，可清火降逆，两穴合用

尺泽　曲泽

可快速止呕。

【方法】

取三棱针，点刺以上两穴，分别出血3～5滴即可。

【注意事项】

① 合理安排饮食，忌暴饮暴食。

② 少吃肥甘、辛辣及生冷食物。

③ 调节情志，忌忧思恼怒。

⑫ 便秘

便秘是指大便干燥难解，排便时间延长，或虽有便意，但排便困难。其隶属于中医学"脾约""大便难"的范畴。其临床表现为大便次数减少，常三五日，甚至七八日大便一次，甚至更长时间，方有便意；亦或大便干结，临厕努挣；亦或每次临厕，大便均感觉排不干净。《金匮要略·五脏风寒积聚病脉证并治》曰："趺阳脉浮而涩，浮则胃气强，涩则小便数，浮涩相搏，大便则坚，其脾为约"。

【病因病机】

中医学认为，便秘一症多因胃肠燥热，津液耗损，平日过食肥甘、辛辣食物，以致胃肠积热，耗伤津液，肠道干涩，积便难出；亦或津血亏虚，肠道失调，令大便不能润下排出；亦或情志不畅，气机郁滞，令传导失司，糟粕难下；亦或阳气不足，推动无力，导致大便艰涩；亦或寒积冷结，宿食不化，使糟粕成冷秘不行。

【取穴】

商阳：食指桡侧指甲角旁约0.1寸。

【方解】

商阳为手阳明经之俞穴，可以通调腑气，泄热通便。

【方法】

取三棱针点刺该俞穴，各挤出4～6滴血。

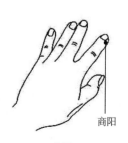

商阳

商阳

【注意事项】

① 保持乐观情绪，忌忧思恼怒。

② 生活有规律，养成定时上厕所的习惯。

③ 注意饮食，多吃新鲜蔬菜和水果，少食肥甘及辛辣食物。

⓭癃闭

癃闭是指小便不利，点滴而出，甚至闭塞不通的一种病症。"癃"是指小便短少，排出困难；"闭"是指小便不通，欲解不得。西医称其为尿潴留或尿闭。多见于老年男性、产后妇女和脊椎损伤者。临床多见小便不通，小腹胀满，拒按；或有尿意，但不能排出。此正如《类证治裁》所说："闭者，小便不通；癃者，小便不利……闭为暴病，癃为久病。闭则点滴不通……癃为滴沥不爽。"

【病因病机】

中医学认为，此病多为肾气不足，膀胱气化不利所致。《素问·灵兰秘典论》说："膀胱者，州都之官，津液藏焉，气化则能出焉"。癃闭临床又分虚实。虚者多因肾气不足，气血两亏，令清气不升，浊阴难以下降；肾与膀胱相表里，肾气不足，则膀胱气化无权，而为癃闭。实者多为气滞、血瘀或湿邪阻滞，此浊秽令经络阻滞不通，或经气受损，致使膀胱通调失司，造成"阻塞水道而不通也"。

【取穴】

至阴：足小趾末节外侧，指甲角旁约0.1寸。

大敦：足拇指外侧，指甲角旁约0.1寸。

【方解】

至阴为足太阳膀胱经之井穴，可以通利水道、行气利水；大敦为足厥阴肝经之井穴，可以清利湿热，条畅气机，通利小便。

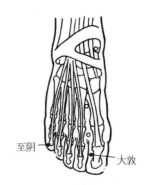

至阴　大敦

【方法】

取三棱针分别点刺以上俞穴，各挤出2～4滴血。

【注意事项】

① 调节情志，忌忧思恼怒。

② 饮食有节，忌食肥甘、辛辣食物及酒酪。

③ 起居有常，不妄劳作，保证睡眠。

④ 可揉按中极。

⑭ 淋证

淋证，是以排尿时，小便频急，尿色深黄，尿道涩痛，排出不爽，淋漓不止，小腹拘急或痛引腰腹为特征的病症。临床多表现为尿频、尿急、尿痛，尿道灼热，排尿不畅或尿中夹有砂粒状物；亦或尿道口有分泌物，尿后余沥未尽；可伴有腰酸腰痛，多劳累后加重。正如《金匮要略》所言："淋之为病，小便如粟状，小腹弦急，痛引脐中。"

【病因病机】

中医学认为，其病因主要为湿热蕴结下焦。嗜食肥甘厚味、辛辣食物及酒酪，致中焦湿热，下注膀胱，或卫生差，污秽由尿道潜入结成湿热之毒；亦或郁闷太过，伤脾造成中焦停滞，湿热内生，均可造成湿热下结。肾虚不固或阴虚火旺，房事太过，肾之阴阳失调，渐生热邪，诚如《诸病源候论·淋病诸候》所言："诸淋者，由肾虚而膀胱热故也"。

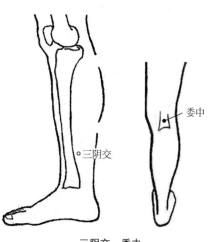

三阴交　委中

【取穴】

三阴交：内踝高点上3寸，胫骨内侧面后缘。

委中：腘横纹中央。

【方解】

三阴交为足太阴脾经之俞穴，又为肝、脾、肾三经之交会穴，可调肝、脾、肾之经气，助膀胱气化；委中为足太阳膀胱经之合穴，可疏调膀胱之气化功能。

【方法】

取三棱针点刺三阴交，令其出血4～6滴；委中点刺后，需拔火罐5分钟。

【注意事项】

① 饮食宜清淡，忌食肥甘油腻或辛辣食品及酒浆。

② 注意个人卫生。

③ 多饮白开水。

④ 调节情志，忌忧思恼怒。

⓯ 胃痛

胃痛，又称"胃脘痛"。由于疼痛部位接近心窝部，故中医又称其为"心痛""心口痛"。常见于西医学的急慢性胃炎、消化性溃疡、急慢性胆囊炎、胆石症、肝炎、急慢性胰腺炎等。《景岳全书》说："凡病心腹痛者，有上中下三焦之别。上焦者，痛在膈上，此即胃脘痛也"。其临床多表现为：上腹胃脘部疼痛，并伴有胃胀、胃满、嗳气、胃酸及食欲不振、嘈杂等症状。

【病因病机】

中医认为，其病机是胃气中阻，不通则痛。病因多为感受寒邪；忧思恼怒，肝气犯胃，邪热燔灼；蓄食停饮；痰涎湿浊；瘀血虫积；或脾失健运，脾胃失和等。《杂病源流犀烛》说："胃痛，邪干胃脘病也。胃禀冲和之气，多气多血，壮者邪不能干，虚则着而为病。偏寒偏热，水停食积，皆与真气搏之而痛，惟肝气相乘为尤甚，以木性暴，且正克也"。

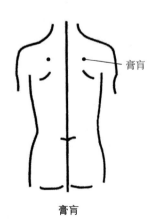

膏肓

【取穴】

膏肓：在背部，第四胸椎棘突下，旁开3寸。

【方解】

膏肓为膀胱经俞穴，可健脾胃、消宿疾。《备急千金要方》曰："膏肓俞无所不治"。

【方法】

取三棱针点刺该穴，再扣拔火罐3～5分钟。

【注意事项】

① 注意饮食卫生，不吃过冷、过硬、过黏的食物，更不可暴饮暴食。
② 调节情志，避免急躁、生气、吵架。
③ 戒除烟酒。
④ 加强身体锻炼，提高免疫力。

⑯ 疟疾

疟疾，俗称"打摆子"。其是由感染疟原虫而引起的传染病。是以寒战、高热、汗出后热退以及周期性发作为特征的疾病。在临床上根据休作时间分为每日疟、间日疟和三日疟。此病一般多发于夏秋季节。

【病因病机】

中医认为，本病多因感受疟邪，邪伏于半表半里，出入于营卫之间，邪正相争而致寒热休作有时。当邪入于阴时相争则寒；邪出于阳时相争则热；邪蛰藏则寒热休止。

【取穴】

委中：腘横纹中央。

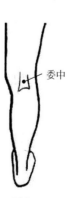

委中

【方解】

委中为足太阳膀胱经之合穴，膀胱经又为多气多血之经，故其能调气理血，可治阴阳乖隔，驱邪外出。

【方法】

在发病前1～2小时，取三棱针刺入委中，再扣拔火罐，放血1毫升左右；每次取一侧，左右交替。

【注意事项】

① 本法对疟疾的治疗效果好。

② 本病发作时，患者应卧床休息。

③ 加强环境卫生，做好防蚊、灭蚊工作。

④ 对病情严重及并发症重的患者，应综合治疗。

⑰ 腹痛

腹痛，是指胃脘以下，耻骨联合以上部位发生的以疼痛为主要表现的病症。其临床表现除有疼痛外，还伴有痛有定处，胀痛，痛而满闷，拒按，喜冷，饱后痛甚；或痛无定处，或胀或止，痛而空虚，喜按、喜暖，饥则痛甚。

少腹痛，是指脐下，两侧腹疼痛或胀痛。临床可见少腹部一侧或两侧疼痛，亦或胀痛，严重时可放射至睾丸，疼痛拒按；得热则减，或便后痛减。

【病因病机】

中医认为，该病多由外感或内伤引起。外感多为寒邪侵入腹中，或过食生冷，寒积滞留，阻滞气机；亦或寒邪不解，寒邪郁久化热，热结于肠，腑气不通，阻滞气机而致腹痛。《素问·举痛论》曰："寒气客于肠胃之间，膜原之下，血不能散，小络急引故痛"。又曰："热气留于小肠，肠中痛"。此外，脾阳不振，运化失司，寒湿停滞；或饮食不节，食积停滞，气机不畅，皆可引起腹痛。正如《诸病源候论》所说："久腹痛者，脏腑虚而有寒，客于腹内，连滞不歇，发作有时。"

【取穴】

腹痛

下脘：在上腹部，前正中线上，脐上2寸。

天枢：脐旁2寸。

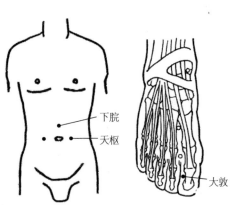

下脘　天枢　大敦

少腹痛

大敦：足拇指外侧，指甲角旁约0.1寸。

【方解】

下脘为任脉俞穴，又为任脉与足太阴经交会穴，其可健脾和胃、升清降浊、调畅气机；天枢为胃经之俞穴，为大肠募穴，可调胃肠功能，导滞止痛。

大敦为足厥阴肝经之井穴，《素问·脏气法时论》说："肝病者，两胁下痛引少腹"。而大敦可疏肝理气，通畅气血，以止痛。

【方法】

腹痛，取梅花针在下脘、天枢扣刺，再扣拔火罐，留罐5分钟。

少腹痛，取三棱针点刺大敦，挤出4~6滴血即可。

【注意事项】

① 急性腹痛可针刺承浆。

② 腹痛剧烈应卧床休息。

③ 不可吃油腻及辛辣食品。

④ 寒性腹痛可服红糖姜水或用葱敷神阙。

⑤ 注意保暖，不穿露脐装。

⓲ 高血压病

高血压病是一种常见的慢性疾病。其是以动脉血压持续增高为主要表现的一种疾病。本病多见于40岁以上之人，但目前日益有年轻化的趋势。其临床多表现为：动脉压长时间超过140/90毫米汞柱，伴有头痛、头晕、头胀、眼花、失眠、耳鸣、心烦、健忘、乏力等。随病情发展，可有心、脑、肾、眼底等损害。其隶属于中医学"眩晕""头痛""肝风""中风"等范畴。

【病因病机】

中医认为，该病为本虚标实。本虚为肝肾阴虚，水不涵木；标实则为气火上逆或肝阳化风，以致清空被扰。《灵枢·海论》曰："髓海不足，则脑转耳鸣，胫酸眩冒"。《素问·至真要大论》亦说："诸风掉眩，皆属于肝"。

【取穴】

太阳：眉梢与目外眦之间向后约1寸凹陷中。

大椎：第七颈椎棘突下。

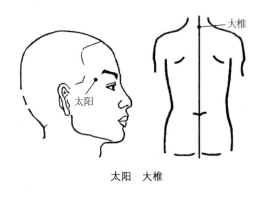

太阳　大椎

【方解】

太阳为经外奇穴，位于头部，"俞穴所在，主治所在"；大椎为督脉俞穴，又为督脉与手足三阳经交会穴，可宣通诸阳、疏通经络、调理气血。

【方法】

取三棱针点刺太阳，出血4~6滴；大椎点刺后，扣拔火罐5分钟。

【注意事项】

① 治疗期间，不可突然停药。

② 劳逸结合，缓解精神压力。

③ 忌烟酒及辛辣食物。

⑲ 咯血

咯血，是指咽部以下，呼吸道各部出血，经口咯出者。其常见于肺结核和支气管扩张、大叶性肺炎、肺肿瘤等病。其临床多表现为：咯血之前，咳嗽加剧，痰中带血或痰血并行，或血多痰少，甚至大口咯血，血色多鲜红。

【病因病机】

中医认为，咯血之血出自于肺，故病位在肺，多因风热犯肺，肺络受伤，络伤则血溢；亦有肺燥伤阴，阴虚火旺，气虚不摄，血不循经；亦有瘀血内阻，阻塞经络，血溢络外而咯出。此正如张景岳所说："凡治血证，须知其要，而血动之由，惟火惟气耳！故察火者，但察其有火无火；察气者，但察其气虚气实。知此四者，而得其所以，则治血之法，无余义矣。"

【取穴】

少商：手拇指桡侧指甲角旁约0.1寸。

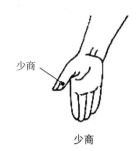

少商

【方解】

少商为手太阴肺经之井穴，可以清肺热、降肺火、凉血止血。

【方法】

取三棱针点刺该俞穴，挤出4～6滴血即可。

【注意事项】

① 让患者保持镇静，消除紧张情绪。

② 针对原发病进行治疗，可事半功倍。

③ 注意营养和休息，不可过劳。

④ 饮食宜清淡，忌辛辣及油炸食品。

⑳ 泄泻

泄泻又称腹泻，是以大便次数增多，粪便清稀，甚至如水样为主要特征的病症。其临床多表现为：排便次数比正常增多，大便清稀，水样或完谷不化；亦或带有黏液脓血、腹痛、消瘦、乏力等。本病常见于现代医学的急、慢性肠炎、肠结核、肠道激惹综合征、慢性非特异性溃疡性结肠炎等疾病中。

【病因病机】

中医认为，该病病位在脾、胃及大、小肠。其病因多为感受外邪，尤以湿邪为多，湿邪困脾；亦或饮食不节，过食生冷，损伤脾胃，令传导失司；亦或七情不和，肝气犯脾，运化失常以及脏腑虚弱等。此如《景岳全书·泄泻》所言："泄泻……或为饮食所伤，或为时气所犯"。

【取穴】

足三里：犊鼻下3寸，胫骨前缘外一横指处。

天枢：脐旁2寸。

中脘：在上腹部，前正中线上，脐上4寸。

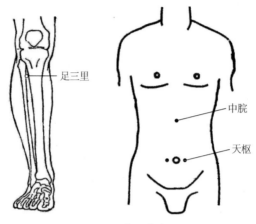

足三里　天枢　中脘

【方解】

足三里为足阳明胃经之合穴，阳明经为多气多血之经，可健脾益气止泻；天枢亦为足阳明之俞穴，又为大肠之募穴，可调理肠腑而止泻；中脘为任脉俞穴，又为胃之募穴，可健脾和胃、调理气机。

【方法】

取三棱针点刺足三里，挤出3～5滴血；另用梅花针叩击天枢及中脘，再扣拔火罐，留罐5分钟。

【注意事项】

① 注意卫生，控制饮食。

② 如有脱水，应补液。

③ 饮食宜清淡，忌生冷、油腻及辛辣食品。

㉑ 足麻木

足麻木是指足的感觉失常，甚至完全不知痒痛的病症。中医称其为不仁。其临床多表现为：足发麻、沉重、无知觉，甚至像木头一样。

【病因病机】

中医学认为，麻为血不运，木为气不行，故麻者木之轻也，木者麻之重也。大凡气血不运，没有营养供给肌肤，就会感到麻木不仁。正如《素问·逆调论》所说："荣气虚则不仁"。此外，寒湿、痰凝都会阻塞经络，影响气血的运行，令肌肤失养而麻木。

【取穴】

隐白：足拇指内侧指甲角旁约0.1寸处。

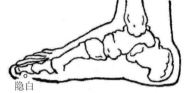

隐白

【方解】

隐白为足太阴脾经之井穴，为经气所出之处，可益气健脾、行气血、养肌肤、荣足部。

【方法】

取三棱针点刺该穴，挤出3～5滴血。

【注意事项】

① 参加体育锻炼，提高身体素质。
② 饮食有节，不要过食肥甘厚味。
③ 保持心态平和，避免忧思恼怒。
④ 生活起居注意保暖，避免潮湿。

㉒ 胆囊炎

胆囊炎，是指胆囊受到细菌感染或结石、寄生虫、化学因素的刺激引起的炎性病变。有急性和慢性之分。急性胆囊炎主要表现为右上腹疼痛、拒按，并向后背及肩部放射，伴有呕吐、高热、寒战，一般女性多于男性；慢性胆囊炎，在饭后有胀饱、嗳气，尤其食油腻食品后更甚。

【病因病机】

中医学认为，肝气郁结是主要原因。七情内伤，肝气郁结，气机不畅，使肝郁化火、化热，阻塞胆液，熏蒸肝胆；或外邪入侵，湿热内蕴，火毒内炽，引发本病。

【取穴】

肝俞：第九胸椎棘突下，旁开1.5寸。

胆俞：第十胸椎棘突下，旁开1.5寸。

阳陵泉：腓骨小头前下方凹陷中。

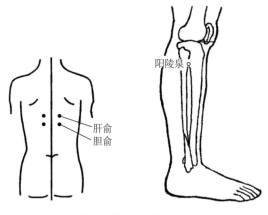

肝俞　胆俞　阳陵泉

【方解】

肝俞、胆俞皆为足太阳膀胱经之俞穴，又分别为肝、胆的背俞穴，可以疏泄肝胆之气；阳陵泉为足少阳胆经之下合穴，"合治内腑"，可以清湿热、泻火解毒。

【方法】

取三棱针，在上述俞穴点刺，再用闪火法拔罐，留罐5~10分钟。

【注意事项】

① 调节情志，忌忧思恼怒。

② 注意劳逸结合。

③ 忌食蛋类及煎炸食品和烟酒。

④ 多吃新鲜蔬菜和水果及瘦肉、鱼、豆制品等。

⑤ 注意饮食卫生，勿食生鱼。

㉓ 胆结石

　　胆结石，是西医病名。其属中医学"腹胀""胁痛""黄疸""胆胀"等范畴。主要是由于胆囊炎症与胆汁淤积，又可使胆汁浓缩和凝固，形成胆石症。本病多见于青壮年，女性多于男性。其临床多表现为：吃油腻食物后上腹部不适或疼痛，伴有恶心呕吐、嗳气、呃逆，胆绞痛的部位在上腹部或右上腹，痛点固定拒按，痛可牵引肩背。

【病因病机】

　　中医认为，其病因多为情志抑郁不畅，令肝失条达，胆失疏泄；或饮食不节，过食辛辣之物和肥甘厚味，使脾失健运，湿热内蕴，阻碍肝胆之疏泄通降，以使热积凝聚，煎熬胆汁成石。

【取穴】

　　日月（右）：乳头直下，第七肋间隙，前正中线旁开4寸。

　　期门（右）：乳头直下，第六肋间隙，前正中线旁开4寸。

　　阳陵泉：腓骨小头前下方凹陷中。

　　胆俞：第十胸椎棘突下，旁开1.5寸。

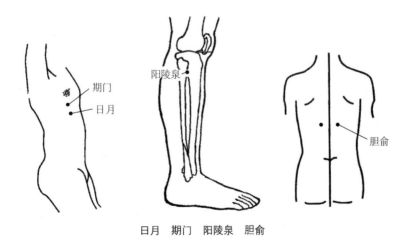

日月　期门　阳陵泉　胆俞

【方解】

　　日月为胆之募穴，胆俞为胆之背俞穴，二穴俞募配穴，可疏肝利胆，以助排石；期门为肝之募穴，阳陵泉为胆之合穴，肝胆互为表里，二穴可疏利肝胆，消积散结，畅通气血，通络止痛。

【方法】

取三棱针，点刺以上诸穴，再扣拔火罐，留罐5～10分钟。

【注意事项】

① 急性发作时，可急刺胆囊（腓骨小头前下方向下2寸）。
② 调节情志，忌忧思恼怒。
③ 饮食宜清淡，少进油腻及辛辣食品。

㉔ 黄疸

黄疸，是指由于胆汁外溢而致白睛、全身皮肤以及小便全都发黄的疾病。正如《素问·平人气象论》所讲："溺黄赤，安卧者，黄疸……目黄者，曰黄疸。"其临床表现具有"三黄"的特征，即目黄、身黄、小便黄，尤以眼睛巩膜发黄最为明显。同时伴有喜卧懒言、肢怠酸楚、头重不清、发热恶寒、呕吐口黏、纳呆等症状。元代罗天益又将其分为阳黄和阴黄两类。阳黄多眼白和皮肤黄色鲜明；阴黄则眼白和皮肤黄色晦暗。

【病因病机】

中医学认为，其病因：阳黄多脾湿胃热，壅积中焦，熏蒸肝胆，胆汁外泄于肌肤；阴黄多为寒湿阻遏，脾阳不振，胆汁被湿所阻，渍于脾，浸淫肌肉，溢于皮肤，色如熏黄。阳黄日久不愈，亦可转为阴黄。

【取穴】

隐白：足拇指内侧，指甲角旁约0.1寸处。
脾俞：第十一胸椎棘突下，旁开1.5寸。
胃俞：第十二胸椎棘突下，旁开1.5寸。

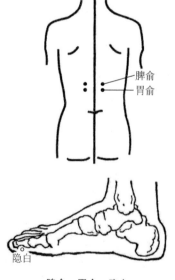

脾俞 胃俞 隐白

【方解】

隐白为足太阴脾经之井穴，可健脾祛湿泄热；脾俞为脾之背俞穴，可健脾运湿；胃俞为胃之背俞穴，可健胃除湿、泻肝胆湿热。

【方法】

取三棱针点刺，隐白可挤出4～6滴血；脾俞和胃俞在点刺后扣拔火罐，留罐5～10分钟。

【注意事项】

① 夏天注意防暑，居住地不可太潮湿。

② 夏天饮食宜清淡，不可过食辛辣、肥甘及酒酪。

③ 劳逸结合，不可过于劳累。

④ 天气炎热，注意补充水，但不可过食生冷瓜果及冷饮。

㉕ 尿不禁

尿不禁是指自己知道尿出，而又不能自禁的一种疾病，其属于中医"遗溺"范畴。临床表现为在头脑清醒的状态下，小便自行排出，尿湿裤子自己方知；或咳嗽、大笑、惊吓都会有小便流出；亦或听到流水声，都会小便，控制不住；甚至有时刚有便意，就必须马上小便，但往往未到厕所，小便已自行流出。

【病因病机】

中医学认为，其病因主要为肾气不固，肾虚则膀胱气化不利，膀胱失约；肾主水，阳虚不得坚阴，小便不禁；或肺脾气虚，肺主敷布津液、通调水道、下输膀胱，脾气宜升，负责中焦气机的升降，《金匮要略》说："上虚不能制下"；此外湿热下注、下焦瘀滞亦会造成小便失禁，此正如《仁斋直指方论》所说："下焦蓄血，其与虚劳内损，则便溺自遗而不知"。

【取穴】

中极：前正中线上，脐下4寸。

命门：当后正中线上，第二腰椎棘突下。

膀胱俞：第二骶椎棘突下，旁开1.5寸。

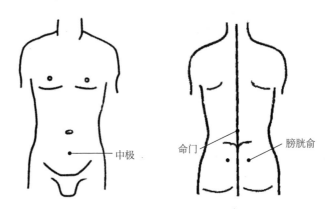

中极　命门　膀胱俞

【方解】

中极为任脉之俞穴，又为膀胱之募穴，膀胱俞为膀胱之背俞穴，二者为俞募配穴，可调理膀胱气机，增强膀胱对尿液的约束力；命门为督脉之俞穴，又为元气之本，可补肾阳，助命火，以益肾固脬。

【方法】

取三棱针点刺以上诸穴，再用闪火法扣拔火罐，留罐5～10分钟。

【注意事项】

① 加强锻炼，增强体质。

② 经常坐收腹、提肛练习。

③ 少吃肥甘油腻食品、辛辣食品、酒及冷饮。

㉖ 糖尿病

糖尿病是内分泌系统的一种常见的由于体内糖代谢紊乱导致血糖升高为主要特征的疾病。其属于中医的"消渴""三消""消瘅"范畴。临床多表现为多饮、多食、多尿和体重减轻；并伴有气短神疲，不耐劳作，虚胖无力或日渐消瘦，易患感冒，双下肢酸沉麻木，小便浊或甜。《古今录验方》说："渴而饮水多，小便数……甜者，皆是消渴病也。"

【病因病机】

中医学认为，其病因主要为饮食不节，喜食肥甘、辛辣食品及酒酪，损伤脾胃，造成湿热内蕴，消谷耗津，即为消渴。《素问·奇病论》说："此肥美之所发也，此人必数食甘美而多肥也。肥者令人内热，甘者令人中满，故其气上溢，转为消渴"。《备急千金要方》亦说："凡积久饮酒，未有不成消渴"。此外，精神过度紧张，情绪波动，心理压力加大，突然而至的创伤，都会化火，火热内燔，消灼阴津发为消渴。《临证指南医案》说："心境愁郁，内火自燃，乃消症大病"。房事不节，劳欲过度，亦会引发消渴。

【取穴】

胰俞：第八胸椎棘突下，旁开1.5寸。

足三里：犊鼻下3寸，胫骨前缘外一横指处。

【方解】

胰俞为经外奇穴，为治糖尿病之经验穴；足三里为足阳明胃经之合穴，可清胃泻火，和中养阴。

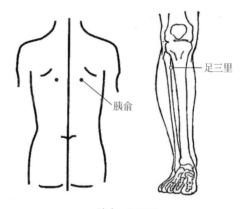

胰俞 足三里

【方法】

取三棱针，点刺以上俞穴，足三里可挤出3～5滴血；胰俞点刺后加扣火罐，留罐5～10分钟。

【注意事项】

① 生活要有规律，体力劳动要适度。

② 保持愉快心情，忌忧思恼怒、惊吓等不良情绪。

③ 忌辛辣食物、酒酪、糖和甜点、浓茶、浓咖啡，不要喝粥。

④ 限制粮食摄入，适量食用杂粮、蔬菜、豆类、瘦肉、鸡蛋等。

⑤ 适当进行体育锻炼，最好每日行走0.5～1小时。

⑥ 可服用黄宗勖教授介绍的鲫鱼炖茶叶。

附：鲫鱼炖茶叶

鲫鱼一尾，去肠杂，留鳞，以茶叶填满，煨熟。食肉喝汤，连续食之有效。

㉗ 面肿

面肿是指体内水液代谢障碍，水液潴留，泛溢肌肤，而引起面目浮肿的一种病症。其属于中医"水气"的范畴。临床多表现为：头面、眼睑浮肿，按之有凹陷；同时伴有恶寒怕热，肢节疼痛、身体困重、小便不利等。

【病因病机】

中医学认为，其病本在肾，其标在肺，其制在脾。正如《医宗必读》所说："诸经虽皆有肿胀，无不由于脾、肺、肾者"。风寒外袭，肺失宣降，肺为水之上源，水道不通，流溢肌肤，而成面肿；亦或湿热壅盛，脾之运化失司，水液充盈肌腠而面肿；以后肾气不足，肾之气化功能受阻，水溢肌肤而致肿。正如《素问·水热穴论篇》说："肾者，胃之关也，关门不利，故聚水而从其类也。"

【取穴】

尺泽：肘横纹中，肱二头肌腱桡侧缘。
陷谷：在足背，第二、三跖骨结合部前方凹陷中。

【方解】

尺泽为手太阴肺经之合穴，可疏风宣肺、通调水道；陷谷为足阳明胃经之俞穴，可运行经气，有温阳化气行水之功。

【方法】

取三棱针，点刺以上两穴，各挤出4～6滴血。

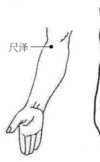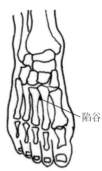

尺泽　陷谷

【注意事项】

① 起居有序，慎防感冒。

② 饮食有节，低盐饮食，忌烟酒。

③ 劳逸结合，不可过度疲劳，节房事。

㉘ 手指麻木

手指麻木，是指手指的知觉减退或消失，不知痛痒的症状。麻，是指肌肤不仁，如有虫蚁行走皮中，按之不止，搔之愈甚；木，是指痛痒不知，按之、掐之无感觉，如木厚之感。其临床多表现为：十指先后渐渐麻木加重，久而不已，伴有四肢酸软、乏力、头晕目眩、指甲无华等症。

【病因病机】

中医认为，其多因素体虚弱，经脉失于濡养；或瘀血阻络，气血不行；亦或寒、湿、痰、瘀留于经脉，令阳气不能帅血，濡养经脉肌肤并达于肢末。金元时期的《丹溪心法》说："十指麻木，是胃中有湿痰死血"。

【取穴】

十宣：手十指尖端，距指甲游离缘0.1寸。

【方解】

十宣为经外奇穴，可祛瘀生新，改善手指的微循环。此诚如唐容川所言："故以去瘀为治血要法"。

【方法】

取三棱针，点刺十宣，各挤出4~6滴血。

【注意事项】

① 参加体育锻炼，提高身体素质。

② 饮食有节，不可过食肥甘厚味及辛辣之品。

③ 保持平和心态，避免忧思恼怒。

④ 生活起居注意保暖，避免潮湿。

㉙ 痿躄

痿躄，是指四肢痿弱无力，不能随意活动的一种病症。痿指肢体痿弱不用；躄指下肢软弱无力，不能步履之意。其临床多表现为：下肢痿软无力，麻木不仁且肿胀，不能久立，甚至步履维艰；同时可伴有面色不华、头晕耳鸣、饮食不佳、神疲乏力、腰背酸软，肌肉萎缩等。《证治准绳》亦曰："痿者，手足痿软而无力，百节缓纵而不收也。"

【病因病机】

中医认为，其多因外感湿热之邪，使肺热伤津，不能输布；或坐卧湿地，湿邪浸淫，闭阻经络；或饮食不节，损伤脾胃，令气血化源不足；亦或劳伤过度，精血亏虚，筋骨失养。《素问病机气宜保命集》曰："肺热叶焦发痿躄，是气郁不利"。李东垣亦曰："夫痿者，湿热乘肾肝也，当急去之，不然，则下焦元气竭尽而成软瘫，必腰下不能动"。

【取穴】

大敦：足拇指外侧，指甲角旁约0.1寸。

【方解】

大敦为足厥阴肝经之井穴，肝在体为筋，故其可以清热祛邪、疏通经络、养血柔筋，即"润宗筋，利机关也"。

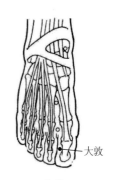

大敦

【方法】

取三棱针点刺该穴，挤出4～6滴血。

【注意事项】

① 调节情志，忌暴躁。

② 避免劳累，远房事及久坐湿地。

③ 饮食有节，忌烟酒及肥甘厚味。

④ 加强肢体功能锻炼。

㉚ 遍身麻木

遍身麻木，是指人的全身上下，包括口唇、舌体、头皮、四肢、胸肋等部位皆感麻木。麻木只是一临床症状，麻为血不运，木为气不行，故麻者，木之轻也，木者麻之重也。凡是经络闭阻，气血不运，就会感到麻木不仁。正如《杂病源流犀烛》一针见血地指出："麻，非痒非痛，肌肉之内如有千万小虫行，或遍身淫淫如虫行有声之状，按之不止，搔之愈甚。木，不痛不痒，自己肌肉如人肌肉，按之不知，掐之不觉，有如木之厚"。

【病因病机】

中医认为，本病属本虚标实。其病因多为肝郁不畅，气滞血瘀；或饮食不节，嗜食肥甘、辛辣之物，痰浊内生，壅滞经络；或瘀血不行，踞经络而阻气血；亦或禀赋不强，体虚阳虚，气血不足，不能濡养肌肤。

【取穴】

百会：后发际正中直上7寸。

合谷：手背，第一、二掌骨之间，约平第二掌骨中点处。

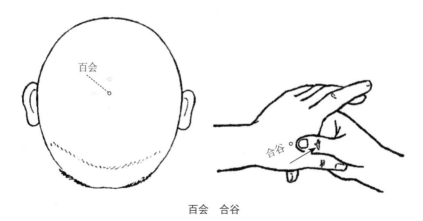

百会　合谷

【方解】

百会为督脉之俞穴，为诸阳之会，能培补阳气、提升阳气；合谷为手阳明经之原穴，阳明经多气多血，故其可补气血、通经络。正如《杂病源流犀烛》指麻木证的治疗原则是："治之之法，总须以补助气血为培本之要"。

【方法】

取三棱针，分别点刺以上俞穴，分别挤出3~5滴血。

【注意事项】

①加强体育锻炼，提高身体素质。

②调整心态，忌忧思恼怒。

③饮食应富有营养，但忌油腻及辛辣食物。

④避免过度疲劳，注意身体保暖。

③ 痢疾

痢疾是以剧烈腹痛、腹泻、里急后重、下痢脓血为主要特征的疾病。中医称之为"肠澼""滞下""下利"。正如《严氏济生方》所说："今之所谓痢疾者，即古方所谓滞下是也。"临床可见腹痛，腹泻，大便利而不爽，里急后重，频频上厕所，大便带脓血；可伴有头重身困，体乏无力，口淡无味，不思饮食。根据临床症状，可分为湿热痢、虚寒痢、疫毒痢、噤口痢、休息痢、久痢。

【病因病机】

其病因，中医学认为饮食不节，嗜食肥甘、辛辣及饮酒，而湿热内蕴，又外感暑湿时疫，两邪相合壅积化毒，损伤气血，化血为脓，而令便带脓血；亦或脾胃虚弱，脾土不健，命门火衰，肠道传导失司，脉络受伤，腐败化为脓血。正如《寿世保元》所讲："痢者，古之滞下是也，多由感受风寒暑湿之气及饮食不节，有伤脾胃，宿积郁结而成者也"。

【取穴】

脐周：脐外上下左右各1厘米处。

【方解】

脐周处为经外奇穴，是经验取穴。

【方法】

取三棱针在脐周外上下左右各1厘米点刺出血，再用

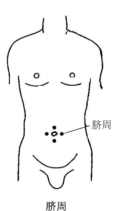

脐周

闪火法拔罐，留罐15～20分钟。

【注意事项】

① 忌食肥甘厚味和辛辣食物，忌酒。

② 饮食宜清淡而富有营养。

③ 不吃变质的食品。

㉜ 脐周痛

脐周痛，是指脐周围疼痛，是患者的自觉症状，应包括在腹痛范畴。其临床多表现为：疼痛在脐周围，可伴有喜温、拒按、遇寒更甚，遇心情不畅或劳累会加剧疼痛。

【病因病机】

中医认为，不通则痛，不通是指经络不通，气血不能正常运行。其病因多为感受寒邪，气机阻滞。正如《金匮·腹满寒疝宿食病脉证治》篇所说："夫瘦人绕脐痛，必有风冷"。亦或饮食不节，过食肥甘及不洁之物，以致脾胃不和，湿热内蕴为虫积生长。此如《奇效良方》所说："脏腑不实，脾胃俱虚，杂食生冷甘肥油腻咸藏等……物或食瓜果与畜兽五内遗留诸虫子类而生"。

【取穴】

命门：第二腰椎棘突下。

【方解】

命门为督脉之俞穴，泻血则可清热祛邪，祛除侵袭经络之风寒、虫积等而通络止痛。

【方法】

取三棱针点刺命门，再用闪火法拔罐，留罐10～15分钟。

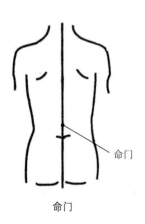

命门

命门

【注意事项】

① 疼痛剧烈者应卧床休息。

② 注意个人卫生，饭前便后要洗手。

③ 忌寒凉、辛辣及油腻食物。

㉝ 晕车

晕车，是指个别人乘坐速度较快或颠簸的交通工具时，出现自觉飘摇不定，头晕旋转，甚至昏昏欲倒的症状。其临床可伴有面色苍白、头晕乏力、心慌心跳、神疲乏力、少气懒言、唇甲不华、恶心呕吐等症。

【病因病机】

中医认为，其病因多为先天禀赋不强，气血虚弱，或脾胃虚弱，清阳不升，脑失所养；亦或肝肾阴虚，不能上充于脑；亦或痰湿之体，喜吃肥甘和辛辣之物，痰湿内生阻络，令升降失司，经络闭阻。

【取穴】

太阳：眉梢与目外眦之间向后约1寸凹陷中。

内关：腕横纹上2寸，掌长肌腱与桡侧腕屈肌腱之间。

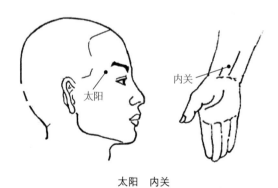

太阳　内关

【方解】

太阳为经外奇穴，清头、泄热、祛浊；内关为手厥阴心包经之络穴，通阴维脉，别走于少阳三焦，可以宽胸止呕清热。

【方法】

取三棱针在以上两穴点刺，各挤出3～5滴血。

【注意事项】

① 可经常乘车，适应后即可消除晕车。

② 乘车前先刺络，做好预防。

> **小贴士**
>
> ① 上车前将鲜生姜1片贴在内关上（男左女右），用胶布固定，可预防晕车晕船。
>
> ② 取伤湿止痛膏在乘车前贴在脐部，即有防止晕车的作用。

㉞ 慢性肾炎

慢性肾炎是西医病名。其是一种因细菌、病毒等感染后引起的肾小球病变。属于中医的"阳水""风水""腰痛""虚劳"等范畴。其临床多表现为：蛋白尿、血尿、高血压、水肿，后期多有肾功能不全等。患病人群：男性多于女性。《灵枢·水胀》曰："目窠上微肿，如新卧起之状……足胫肿，腹乃大，其水已成矣。"

【病因病机】

中医认为，其病因为肾虚、气阴不足等正气受损的全身阴阳失调。正如隋·《诸病源候论》称之为"由肾虚而膀胱热也"。《太平圣惠方》亦曰："夫水气遍身浮肿者，皆由脾、肾俱虚，故肾虚不能宣通水气，脾虚又不能制水，故水气盈溢，流注皮肤，遍于四肢，所以通身肿也。"

【取穴】

太溪：内踝高点与跟腱之间的凹陷中。

【方解】

太溪为足少阴肾经之原穴，其可滋补肝肾，调理气血，使之阴阳平调。

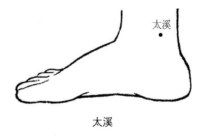

太溪

【方法】

取三棱针，点刺该穴，出血3～5滴。

【注意事项】

① 不可过于劳累。

② 饮食宜清淡，不可过食肥甘厚味及辛辣之物。

③ 注意保暖，避免感冒着凉。

35 水肿

水肿是指体内水液潴留，泛溢肌肤，引起的头面、眼睑、四肢、腹背甚至全身浮肿的一种病症。《内经》称之为"风水"、《金匮》称之为"水气"。在临床表现上，水肿多先从头面或下肢开始，渐则四肢及全身。严重者，四肢肿胀，手肿难以握持，足肿难以穿鞋袜，常伴有胸闷憋气、恶心、纳呆、体乏无力、少尿。

【病因病机】

中医学认为，其病因多关系到肺、脾、肾三脏，尤以脾肾为中心。故《景岳全书》说："凡水肿等症，乃肺脾肾三脏相干之病。盖水为至阴，故其本在肾；水化于气，故其标在肺；水唯畏土，故其制在脾。"《医宗金鉴》亦认为："肿胀之病，诸经虽有，无不由于脾、肺、肾者"。当风热袭肺，肺失宣降，不能通调水道，下输膀胱，以致水湿停聚，肺气闭塞，而眼睑泛肿，渐及全身；如病程较长，水肿长久不消，或治疗不彻底而反反复复，则会脾肾阳虚，气不化水，而使水肿加剧，全身可见高度水肿，腰以下水肿明显，按之有凹陷，伴有神疲乏力、腰冷酸重、小便短少等症。此正如《灵枢》所言："水起始也，目窠上微肿，如新卧起之状，其颈脉动，时咳，阴股间寒，足胫肿，腹乃大，其水已成矣。"

【取穴】

肾俞：第二腰椎棘突下，旁开1.5寸。

委中：腘横纹中央。

阴陵泉：胫骨内侧髁下缘凹陷中。

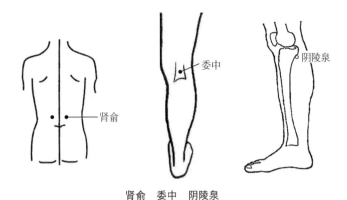

肾俞　委中　阴陵泉

【方解】

肾俞、委中皆为足太阳膀胱经俞穴，肾俞又为肾之背俞穴，可补肾助阳化气行水；委中又为合穴，可疏导足太阳膀胱经之经气，利水消肿；阴陵泉为足太阴脾经之合穴，可健脾利水渗湿。

【方法】

取三棱针，点刺以上俞穴，各出血数滴。

【注意事项】

① 增强体质，避免感冒，可在清晨或睡前用淡盐水漱口。

② 饮食有节，饮食宜清淡，忌烟酒。

③ 劳逸结合，不宜从事过重劳动。

④ 亦可选用艾炷灸内踝下赤白肉际3壮，效佳。

㊱ 癫狂

癫狂为精神失常病证。癫证多表现为哭笑无常，语无伦次或自言自语；狂证则多表现为狂妄多怒，哭笑失常，妄语高歌，不避亲疏，打人毁物。此正如《灵枢·癫狂》篇所说："癫疾始生，先不乐，头重痛，视，举目赤……狂始发，少卧，不饥，自高贤也，自辨智也，自尊贵也，善骂詈日夜不休"。《千金翼方》亦说："狂风骂詈，挝斫人……狂走刺人多，或欲自死，骂詈不息，称鬼神语"。

【病因病机】

中医认为，该病多因七情所引起。肝郁化火，炼液为痰，气滞痰阻，神志不明，则发为癫；痰火互结，肝火炽盛，上闭清窍，神志逆乱，则为狂。《临证指南医案》说："癫由积忧积郁，病在心脾胞络，玄阴蔽而不宣，故气郁痰迷，神智为之混淆……"《素问·厥论》亦说："阳明之厥，则癫疾欲走呼，腹满不得卧，面赤而热，妄见而妄言"。

【取穴】

百会：后发际正中直上7寸。

大椎：第七颈椎棘突下。

十宣：手十指尖端，距指甲游离缘0.1寸。

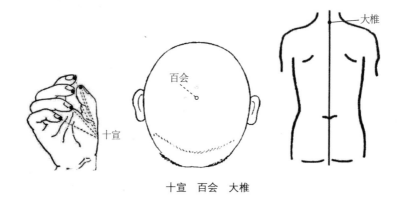

十宣　百会　大椎

【方解】

百会、大椎皆为督脉俞穴，督脉为阳脉之海，又与脑相通，两穴可泻阳气而降逆气，醒脑开窍，安神定志；十宣为经外奇穴，可清泻火邪，宣闭开窍。

【方法】

取三棱针，点刺以上俞穴，百会、十宣各挤出血4～6滴；大椎可用闪火法扣拔火罐，留罐10分钟。

【注意事项】

① 调节情志，需语言开导。

② 可配合心理治疗。

③ 本病疗程长，需耐心调治。

④ 必要时可酌加汤药。

㊲ 面瘫

面瘫，又被称之为"口㖞""口僻""口眼㖞斜""吊线风"等。其是以口、眼向一侧歪斜为主要表现的病症。其临床多表现为：一侧面部肌肉板滞、麻木、瘫痪，眼闭合不全，额纹消失，眼裂变大，鼻唇沟变浅，鼓腮漏气，漱口流水，口角下垂歪向健侧，病侧不能皱眉、蹙额、闭目等；部分患者会有耳后疼痛、听觉过敏等症。本病多见于冬季和夏季。

【病因病机】

中医认为，风邪袭络为主要诱因。患者平素体质不强，或劳累过度，劳后汗出当风，卫外不固，风寒或风热之邪乘虚而入，风中面部经络，经络闭阻则发为口僻。此正如《灵枢·经筋》篇中所说："颊筋有寒，则急引颊移口。有热则筋弛纵，缓不胜收，故僻。"

【取穴】

内地仓：口腔内颊部内侧相对地仓之小静脉。

【方解】

此为经验取穴。

【方法】

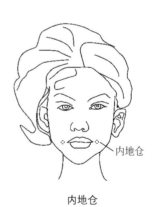

内地仓

术者用拇指、食指、中指将患者患侧口角颊部黏膜暴露，用三棱针点刺紫色小静脉，使之出血少许，每日1次，连续3～5次，停1次，再刺。

【注意事项】

① 发病后要及早治疗。

② 可适当配合面部按摩及热敷。

③ 患者面部应避风寒，外出可戴口罩、眼罩。

㊳ 面痛

面痛，西医又称其为三叉神经痛。其是指在面部三叉神经分布区域内反复发作的阵发性短暂性剧烈疼痛。其临床多表现为：一侧面部或面颊部，或上下唇处，或下颌、耳根处，或上下眼眶处，突然发作刀割样、针刺样、火灼样、闪电样剧烈疼痛，一闪而过，继又复发，反复发作。常因说话、吞咽、刷牙、洗脸、漱口、咀嚼或情绪变化等诱发。发作时可伴有流泪、流口水或面色潮红、肌肉抽动等。

【病因病机】

中医认为，该病多与外感风寒、情志不调、外伤等因素有关。《灵枢》有"邪中于面则下阳明"之说，外受风寒，面部气血阻滞，运行不畅，"不通则痛"，寒性收引，则面痛抽搐；情志不畅，肝郁气滞，郁久化火，火气上灼面部而剧痛；素体阴虚，阴虚火升，煎熬津液，筋脉失养，而面肌抽搐作痛。

【取穴】

大迎：下颌角前1.3寸凹陷中，咬肌附着部前缘，闭口鼓气时即出现一沟形凹陷，即于凹陷下端取之。

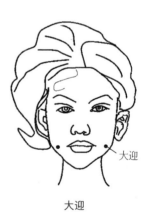

大迎

【方解】

大迎为足阳明胃经俞穴，阳明经多气多血，有清热凉血、活血通络、驱风止痛作用。

【方法】

取三棱针点刺该穴，挤出血4~6滴，每日1次。

【注意事项】

① 做好防护，避免诱因。

② 发病期间应食用较软的食物。

③ 寻找"扳机点"，对其刺络亦有较好疗效。

㊴ 面肌痉挛

面肌痉挛，是西医病名。其是一种以面部肌肉阵发性抽动或跳动为表现的顽固性疾病。其轻者只表现为眼睑周围的抽动或跳动；严重者可波及口角和面部，甚至半个面颊都有牵拉感，而且跳动或抽动的频率加快，入睡后跳动停止，中医称之为"面风""筋惕肉瞤"。本病多见于中年女性，面神经麻痹后遗症、高血压病、动脉硬化等也可有此症。

【病因病机】

中医认为，本病多和肝肾有关，肝肾阴虚者，不能濡养筋脉，"肝主筋"，筋脉失养而拘挛抽动；亦或感受风寒等外邪，邪郁而化热，阻滞经络，气血运行受阻，令筋失濡养而拘急，更"寒性收引"，而加重此症。

【取穴】

颧髎：目外眦直下，颧骨下缘凹陷中。

太阳：眉梢与目外眦之间向后约1寸凹陷中。

颊车：下颌角前上方约一横指凹陷中，咀嚼时咬肌隆起最高点处。

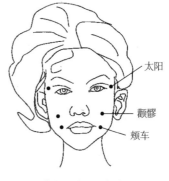

颧髎　太阳　颊车

【方解】

颧髎为手太阳小肠经俞穴，又为手少阳、太阳的交会穴，可以行气活血，疏通面部经络；太阳为经外奇穴，可以祛风通络；颊车为足阳明胃经俞穴，阳明经多气多血，可以濡养面部经筋。

【方法】

取三棱针点刺以上诸穴，每穴挤出血4～6滴即可。

【注意事项】

① 保持平和心态，避免过度紧张和激动。

② 注意劳逸结合，避免过度疲劳。

③ 做好保暖，避免风邪或寒邪的袭击。

④ 生活要有规律性，保证睡眠。

⑤ 此症病程较长，应配合耐心治疗。

⑩ 甲亢

甲亢，是甲状腺功能亢进的简称，是西医病名。其是由于甲状腺素分泌过多所致的临床综合征。其临床多表现为：甲状腺肿大、情绪易激动、怕热多汗、心悸失眠、善食易饥、形体消瘦、体乏无力、心烦易怒、手指颤动、眼球外凸等。中医称本病为"瘿病"。一般多见于中青年女性。

【病因病机】

中医认为，该病以阴虚为本，气、火、痰、瘀内阻为标。由于七情不调，肝气郁结，失于疏泄，则气停血停，阻滞经络；或饮食不节，损伤脾胃，痰浊内生，凝滞经脉；亦或肝阳化火，火灼伤阴而发生本病。《杂病源流犀烛·瘿瘤》曰："瘿瘤者，气血凝滞，年数深远，渐长渐大之症。何谓瘿，其皮宽，有似樱桃，故名瘿，亦名瘿气，又名影袋。"

【取穴】

心俞：第五胸椎棘突下，旁开1.5寸。

肺俞：第三胸椎棘突下，旁开1.5寸。

【方解】

心俞和肺俞皆为足太阳膀胱经之俞穴，心俞又为心之背俞穴，"心主血脉"，其可通经络、活气血，"血行风自灭"，可止汗出，止手颤，还可清心降火、安神除烦；肺俞为肺之背俞穴，可以益气生津、降火化痰。

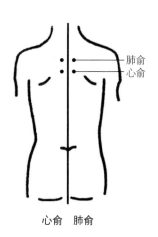

心俞　肺俞

【方法】

将以上俞穴消毒，捏起该俞穴皮肤，横向刺入三棱针，针尖向上挑起，挑断皮下纤维组织，出血少许即可，上敷创可贴。每次治疗取一侧穴，左右两侧交替，每周治疗1次。

【注意事项】

① 调养心神，保持心情舒畅。

② 劳逸结合，减轻心理压力

③ 锻炼身体，提高免疫力。

④ 注意饮食营养。

④1 单纯性甲状腺肿

单纯性甲状腺肿，俗称"大脖子病"，属中医"瘿气"的范畴。其是以颈前喉结两侧肿大结块、无疼痛、不破溃、逐渐增大，缠绵难消为特征的病症。其临床多表现为：颈部渐粗大，漫肿，边缘不清，皮色如常，质软不痛，可随吞咽上下移动，伴有体乏无力，胸闷气短，心烦不畅，喜叹息或郁闷寡欢。

【病因病机】

中医认为，其病因多为居住地区饮用水水质过偏，损伤脾胃，湿聚成痰。正如《巢氏病源补养宣导法》所说："诸山水黑土中出泉流者，不可久居，常食令人作瘿病"。此外，七情不调，情志郁结，气机失调，亦会令痰湿凝滞经脉所致。

【取穴】

阿是穴：肿物局部最高点。

臑会：在尺骨鹰嘴与肩髎连线上，肩髎下3寸，当三角肌的后下缘。

【方解】

阿是穴可直达病所，迅速取效；臑会为手少阳三焦经俞穴，可疏通上、中、下三焦之经气，畅通经络，排出秽浊，消除瘿气。

【方法】

取三棱针，点刺阿是穴，令其出血；再用三棱针点刺臑会，用闪火法扣拔火罐，留罐10～15分钟。

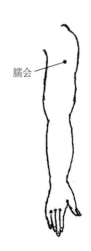

臑会

臑会

【注意事项】

① 改善本病流行区域水源，做好防治。

② 调整心态，忌忧思恼怒。

③ 平时多食紫菜、海带等含碘食物。

④ 注意劳逸结合，减轻心理压力。

⑤ 锻炼身体，提高免疫力。

㊷ 颈淋巴结结核

颈淋巴结结核是西医病名。其是结核杆菌侵入颈部淋巴结而引起的炎症。中医称之为"瘰疬""鼠疮"等，民间称之为"鼠疮脖子"。其临床多表现为：在颈部、胸壁、锁骨上窝、腹股沟等处，但以颈部最多见，结成肿核，累累如珠，经久不愈，破溃时有脓汁，状如败絮，疮口不易收；同时伴有心烦易怒、面色不华、胸胁胀满、不思饮食等。此正如陈实功在《外科正宗》中说："瘰疬者累累如贯珠，连接三五枚……其患先小后大，初不觉痛，久方知痛"。

【病因病机】

中医认为，七情不调，肝郁气滞，湿聚成痰；或素体阴虚，肺肾亏耗，阴虚火旺，火煎痰凝；痰火聚积而成。《疡科心得集·辨瘰疬瘿瘤论》曰："其候多生于耳前后……皆由气血不足，故往往变为痨瘵。"

【取穴】

太冲：足背，第一、二趾间缝纹端。

列缺：桡骨茎突上方，腕横纹上1.5寸。

肘尖：屈肘，当尺骨鹰嘴的尖端。

【方解】

太冲为足厥阴肝经之俞穴，又为肝经的原穴，肝经为多血之经，故其既可凉血敛阴，又可清肝降火、通经行瘀；列缺为手太阴肺经俞穴，可以调气机、行气化痰；肘尖为经外奇穴，是治疗瘰疬之经验穴，如《针灸大成》说："肘尖穴，治瘰疬"。

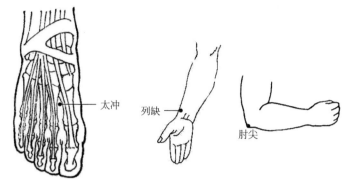

太冲　列缺　肘尖

【方法】

取三棱针，点刺以上各俞穴，分别挤出4～6滴血。隔日治疗1次。

【注意事项】

① 调节情志，平衡心态，切忌忧思恼怒。

② 增加营养，饮食多样化，宜多吃蔬菜、水果。

③ 忌食辛辣食物及烟酒。

④ 加强体育锻炼，提高免疫力。

⑤ 注意劳逸结合。

❹❸ 急性肠炎

急性肠炎，是指由各种原因引发的肠道吸收功能紊乱或肠壁黏膜的急性炎症性改变。其属于中医"泄泻"的范畴。临床多表现为：腹痛急、大便急、大便次数多、粪便清稀，甚如水样。

【病因病机】

中医认为：其病因多为感受外邪，尤其是寒湿之邪，由表入里，损伤脾胃，以致清浊不分；或饮食不节，多吃生冷及不洁之物，使脾胃传导失司，升降失常。《素问·举痛论》曰："寒邪客于小肠，小肠不得成聚，故后泄腹痛矣"。《景岳全书·诸泄泻论治》亦说："泄泻……或为饮食所伤，或为时气所犯"。

【取穴】

十宣：手十指尖端，距指甲游离缘0.1寸。

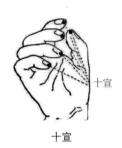

十宣

【方解】

十宣为经外奇穴，可以泄湿热而调经气。

【方法】

取三棱针，点刺十宣，各挤出血数滴。

【注意事项】

① 饮食宜清淡，忌食生冷、辛辣及油腻食品。

② 注意饮食卫生。

小贴士

食醋2两，加入去壳鸡蛋一个一起煮，蛋熟后一次服下。

㊹腮腺炎

腮腺炎，是由腮腺炎病毒引起的一种呼吸道传染病。中医称之为"痄腮""鸬鹚瘟""虾蟆瘟"。其临床表现为：发病急，有恶寒、发热、头痛、咽干、恶心、食欲不振等，继则一侧耳下腮部肿大、疼痛，咀嚼不利，边缘不清；严重者有高热、神昏，伴有睾丸炎、脑炎等并发症。此病多流行于冬春两季，多发于学龄前后小儿，成人偶见。

【病因病机】

中医认为，本病主要是温热疫毒之气或风温邪毒，从口鼻而入，挟痰火壅阻经脉，郁积结聚，阻结于腮部而成。《疡科心得集·辨鸬鹚瘟（俗名土婆风）耳根痈异证同治论》曰："因一时风温偶袭少阳，络脉失和"。

【取穴】

少商：手拇指末节桡侧指甲角旁约0.1寸。

少泽：手小指末节尺侧指甲角旁约0.1寸。

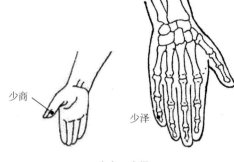

少商　少泽

【方解】

少商为手太阴肺经之井穴，可疏风、清热、散毒；少泽为手太阳小肠经之井穴，可凉血、活血、清除热毒之邪。

【方法】

用三棱针点刺以上两穴，各挤出4～6滴血。

【注意事项】

① 本病有传染性，对患者应隔离。

② 饮食宜清淡，忌油腻及辛辣之物。

③ 多饮水，保持大便通畅。

㊺ 疝气

疝气是以少腹、睾丸、阴囊等部位肿大、疼痛为特征的病症。中医又称其为"小肠疝气""偏坠"等，一般多见于小儿和老人。临床可见少腹肿胀疼痛，痛引睾丸，或可见阴囊肿大如球，一般多单侧发生病变。当劳累过度，久站久立，或小儿啼哭过度时，都可诱发或加重本病。

【病因病机】

中医学认为，其病位在任脉和肝经。任脉为阴脉之海，寒湿之邪易侵袭阴经，凝滞二脉，阻滞经络；足厥阴肝经循行所在即发病部位，寒客厥阴，则睾丸痛，牵拉少腹疼痛；或肝郁化热，脾失运化而致湿热下注，睾丸肿大，阴囊肿痛；此外，气血虚弱，筋脉失濡，则致筋脉弛缓，摄纳无力，令小肠拖入阴囊。

【取穴】

肾俞：第二腰椎棘突下，旁开1.5寸。

肾俞

肾俞

【方解】

肾俞为足太阳膀胱经俞穴，是肾的背俞穴，可以补肾阳、助命门、温通经络、散寒止痛。

【方法】

取三棱针，点刺该穴，再用闪火法扣拔火罐，留罐5～10分钟，出血少许。

【注意事项】

① 调节情志，避免忧思恼怒。

② 劳逸结合，避免过度劳累。

③ 加强锻炼，提高身体素质。

④ 如疝气痛甚，可灸独阴（在足第二趾的跖侧远侧趾间关节的中点）5壮，效速。

㊻ 脚气

脚气，是中医病名，其又被称为"臭田螺""田螺疱""烂脚丫""脚湿气"等；西医称其为"足癣"。其是以脚趾缝湿烂瘙痒，浸淫蔓延为特征的疾病。其临床表现为：跖缘或足趾生有小水疱，瘙痒难忍，趾间皮肤变白，揩破渗水，其痒搓擦露出鲜肉仍不止，气味腥臭；亦有皮肤干燥瘙痒脱皮，甚裂口疼痛，旷久难愈的。清·《医宗金鉴》说："脚丫破烂，其患甚小。其痒搓之不能解，必搓至皮烂，津腥臭水觉痛时，其痒方止。次日仍痒，终年不愈，极其缠绵。"

【病因病机】

中医认为：此症多因坐卧湿地或居住地潮湿，或过食辛辣、肥甘，体内蕴湿，以使湿邪侵络，循经下注；亦或先天不强，体弱络空，风湿之邪乘虚而入，郁结于肤，以致成病。明·《外科正宗》曰："臭田螺，乃足阳明胃经湿火攻注而成"。清·《医宗金鉴》亦曰："此证由胃经湿热下注而生"。

【取穴】

承山：腓肠肌两肌腹之间凹陷的顶端。

【方解】

承山为足太阳膀胱经俞穴，可以清湿热、活气血、消肿止痒。

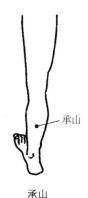

承山

【方法】

取三棱针，点刺该穴，再扣拔火罐出血少许。

【注意事项】

① 注意个人卫生，不用别人毛巾、拖鞋。

② 不可用手搔抓，以免感染。

③ 穿鞋应干燥通风，少穿胶鞋。

④ 不要使用含激素类外用药物。

❹❼ 痔

痔是肛门血管扩张引起的病变，张仲景在《伤寒论》中称痔是"筋脉横解"。痔是常见多发病，俗称"十人九痔"。临床可见：大便时肛门疼痛出血；或肛门局部嫩红灼热，结节高突，拒按，疼痛剧烈，坐卧不宁；或肛门重坠，内痔脱出，排便困难，肛门不时瘙痒。

【病因病机】

其病因，中医学认为多为饮食不节，嗜食肥甘辛辣及酒酪之品，以致湿从内生，蕴久为热，湿热风燥，聚于脉络，浊气瘀血留结肛门，即可成痔。《外科正宗》曰："夫痔者，乃素积湿热，过食炙煿……又或酒色过度，肠胃受损，以致浊气瘀血流注肛门，俱能发痔。"或久坐久立、负重远行、劳倦、胎产、长期便血均可使气血亏虚，中气下陷，血聚于肛门，而发为痔。

【取穴】

二白：腕横纹上4寸，桡侧腕屈肌腱的两侧，一手两穴。

【方解】

二白为经外奇穴，是治疗痔之经验穴。

【方法】

取三棱针，点刺该穴，分别挤出4～6滴血。

【注意事项】

① 注意饮食结构，忌食辛辣、肥甘及酒酪。

② 养成每日定时排便的习惯，保持大便顺通。

③ 久坐办公室的人，应适时活动。

④ 注意肛门卫生，最好每晚坐浴1次。

⑤ 经常练习提肛运动。

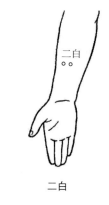

二白

㊽急性淋巴管炎

急性淋巴管炎，是指因急性化脓性炎症或外伤感染波及所属淋巴系统而引起的一种继发性炎症。中医称之为"红丝疔"。其临床多表现为：在患者的四肢，尤其是手指或足趾的皮损附近，沿体表的浅表淋巴管出现一条"红线"，并有向近心端漫延之势；伴有腋窝及鼠蹊部淋巴结肿大、疼痛。如病情再发展，可有发热、恶寒、恶心、呕吐、神昏等症状。中医称之为"疔毒走黄"。明·《外科正宗》曰："红丝疔，起于手掌节间。初起形似小疮，渐发红丝，上攻手膊，令人多作寒热，甚则恶心呕吐。迟者红丝至心，常能坏人。"

【病因病机】

中医认为，其病多为外感火毒，循经走络，发于肌肤；或肤生疮疖，挤压碰触，破溃感染，毒邪走窜，外发肌腠。

【取穴】

阿是穴：皮肤起"红线"处。

【方解】

可直击痛所，排出热毒。

【方法】

取三棱针，先点刺红线之顶端，令其出血；再点刺其起端和中间，排出恶血。俗称截头、断尾、斩中腰。

【注意事项】

① 出现红线时，应及时治疗。

② 对患处不可挤压、碰撞、搔抓。

③ 保持患处清洁。

④ 不宜食用辛辣、油腻食品及酒酪。

㊾ 下肢静脉曲张

下肢静脉曲张，是以下肢明显隆起，盘起曲张，垒垒如瘤为特征的疾病。中医称之为"筋瘤""炸筋腿"等。明·《外科正宗》曰："筋瘤者，坚而色紫，垒垒青筋，盘曲甚者，结若蚯蚓"。其临床多表现为：下肢腓腨处青筋隆起，状似条索，垒垒盘曲，形如蚯蚓，站立久或负重时症状更加明显；严重者可状如老树皮，筋脉高突隆起，色青或紫，状如瘤或疙瘩；一般伴有下肢憋困，发胀，乏力。

【病因病机】

中医认为，本病多因久站久立，下肢气血不能送达于上，行运缓慢，日久脉络滞塞；或内有湿热，日久蕴结，阻遏经络，气血不能上行，均可致病。《灵枢·刺节真邪》曰："有所疾前筋，筋屈不得伸，邪气居其间而不反，发为筋瘤。"

【取穴】

阿是穴：静脉隆起最高处。

【方解】

可以直达病所，快速取效。

【方法】

取三棱针，点刺阿是穴，放血由黑渐红。隔日治疗1次。

【注意事项】

① 劳逸结合，睡卧应垫高下肢。

② 对于久站或久坐工作人员，应不时变换姿势。

③ 久站久行时，可穿弹力袜。

④ 女性束腰不可过紧。

⑤ 戒除烟酒。

小提示

预防静脉曲张的腿保健操

① 要在睡前做。

② 全身放松，仰卧于床上，膝关节屈伸10次。

③ 足背带动踝关节，做背曲和屈伸运动各10次，必要时可重复。

痹证、痛证

❶ 颈椎病

颈椎病又被称为"颈椎综合征"，其是以颈部疼痛，活动受限，常常累及背部，并放射至两侧上肢乃至手指且麻木为特征的疾病。中医称之为"骨赘"。临床多表现为：经常坐办公室的人员工作或学习一天后、或长时间的看书、读报、看电视，就会感觉头昏脑涨、脖子僵硬、酸痛，扭动不舒服，个别人在活动颈部时会听到"咔、咔"响声，上肢麻木；躺下睡觉也会感到脖子很累不舒服。此症的高发人群为会计、教师、IT工作者、理发师、美容师、司机等。

【病因病机】

中医学认为，主要因颈部受到空调、风扇或冷风的侵袭，而致经络闭阻，气血不通；或由于工作、学习长久保持不变的固定姿势，而使气血循环受到阻碍，造成气滞血瘀；亦可能由肝肾亏虚，肾气不足造成。肾生骨髓又主骨，骨失所养而成。此正如张景岳所说："骨赘之形成，多由于肾气之不足"。

【取穴】

大椎：第七颈椎棘突下。

【方解】

大椎为督脉之俞穴，又为诸阳经之会穴，刺之可激发诸阳经经气，通经活络。

【方法】

取三棱针点刺或梅花针叩刺该穴，再用闪火法在该穴扣拔火罐，并留罐10～15分钟。

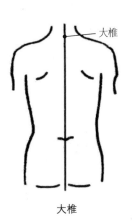

大椎

【注意事项】

① 避风寒，尤其是夏季颈部不可正对空调或风扇直吹。

② 注意保健，长期伏案或低头工作者，连续工作时间不宜过长，可在1～2小时后，活动一下颈部和上肢。

③ 枕头的高低要适中，不可过高。

④ 有条件者，可适当进行颈部按摩。

❷ 肩痛

肩痛，是以颈项、肩背部疼痛为主要症状的疾病。其属于中医的"痹证"范畴；西医则称之为臂丛神经痛。其临床多表现为肩痛，并伴有肢体疼痛、酸楚、麻痹，功能活动受限；严重者肩背疼痛如针刺、刀割，上肢冷痛，手指发凉、肿胀、麻木，遇寒则加重。

【病因病机】

中医认为，本病多因禀赋不强，体质虚弱，卫外不固，风寒、风湿之邪乘虚而入，邪客肩部，阻滞该处经络，以致气血不能通畅，"不通则痛"。

【取穴】

肺俞：第三胸椎棘突下，旁开1.5寸。

【方解】

肺俞为足太阳膀胱经俞穴，又为肺之背俞穴，其可祛风散寒，疏通经络，而止痛。

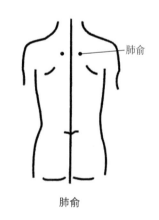

肺俞

【方法】

取三棱针点刺该穴，再用闪火法在该穴扣拔火罐，留罐10～15分钟。

【注意事项】

① 注意保暖，避免风、寒、湿邪的侵袭。

② 如能配合推拿、按摩、理疗则疗效更佳。

❸ 肩关节周围炎

肩关节周围炎，是西医病名，其又被简称为"肩周炎"。中医则称其为"五十肩""漏肩风""肩凝症"。其是以肩部疼痛，日轻夜重，肩关节活动受限为主要症状的疾病。临床一般多表现为：肩部疼痛，无法上举手臂，更不能搔抓后背或清洗自己头发或结扎发辫等；尤其到夜晚后，疼痛明显加重，甚至夜间可能痛醒。同时还有肌肉痉挛与萎缩。一般五十岁左右患者较多，女性多于男性。

【病因病机】

肩关节周围炎，病因可分为外因和内因。

外因：风寒湿邪侵袭；外伤；慢性劳损。

内因：肝肾不足，经血亏虚；气血虚弱，血不养筋；内伤七情，气滞血瘀；饮食失节，痰湿内生；少动不动，耗伤气血。《严氏济生方》曰："皆因体虚，腠理空疏，受风寒湿气而成痹也。"

【取穴】

阿是穴：肩部肿胀、疼痛最明显的部位。

【方解】

阿是穴可直达病所，使病邪得祛，筋脉舒通，气血调和，疼痛自止。

【方法】

取三棱针，对阿是穴点刺2～3针，使血出，再拔罐，留罐10～15分钟，令瘀血外出。

【注意事项】

① 注意肩部保暖，避免风寒侵袭。

② 锻炼身体，提高免疫力。

③ 可每日有针对性的面对墙壁做2～3次上肢"爬墙"活动。

❹ 腰背痛

腰背痛，是指以腰背部疼痛为主要症状的病症。此证一般多见于中老年人。其临床多表现为：腰背部疼痛，同时伴有体乏无力、四肢酸软，感受风寒或劳累后加重。

【病因病机】

中医认为，其病因多为腰背部外感风、寒、湿邪，或劳累过度，尤其是弯曲腰背工作者。外感之邪，客居经络，令腰背经络受阻，气血运行不畅；劳役重，则消耗气血，令气血虚少；长期弯腰拱背则气血经脉受阻，以致逐渐发展而疼痛。

【取穴】

委中：腘横纹中央。

【方解】

委中为足太阳膀胱经之合穴，太阳经主一身之表，故其可以祛外邪，《四总穴歌》云："腰背委中求"。故其可通经活络，疏通气血，以治腰背疼痛。

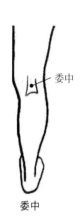

委中

【方法】

取三棱针在委中点刺出血即可。

【注意事项】

① 劳逸结合，不可过于劳累。

② 防风保暖，预防风、寒、湿邪。

③ 注意锻炼，提高免疫力。

❺ 急性腰扭伤

急性腰扭伤，是指腰部肌肉、筋膜、韧带等软组织由于过度牵拉或猝然扭闪所引起的急性损伤。俗称为"闪腰""岔气""伤筋"；古代称"梗腰"。其临床多表现为：腰部剧烈疼痛，活动受限，甚至咳嗽、打喷嚏都疼痛难忍。

【病因病机】

中医认为，其病因多为负重、用力时腰部姿势不当，使腰部肌肉、筋膜、韧带等发生损伤，以使经气闭阻，瘀血阻络；亦或禀赋不强，用力不当或突遇外力，而腰部气机逆乱而痛。《金匮翼》说："瘀血腰痛者，闪挫及强力举重得之。盖腰者，一身之要，屈伸俯仰，无不由之。若一有损伤则血脉凝涩，经络壅滞，令人卒痛，不能转侧……"

【取穴】

阿是穴：腰部压痛点。

委中：腘横纹中央。

【方解】

阿是穴可直达病所，排瘀血，生新血；委中为足太阳膀胱经之合穴，是腰背足太阳经两分支在腘窝的汇合点，"腰背委中求"，可疏通腰部经脉之气血。

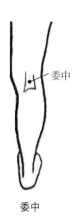

委中

【方法】

取三棱针，分别点刺以上两穴，再用闪火法在穴上扣拔火罐，留罐10分钟。

【注意事项】

① 采用刺络法治疗急性腰扭伤疗效快，一般1～2次即可愈。

② 平日注意保暖，特别是腰部不可对着空调或风扇直吹，以免复发。

③ 劳动要量力而行，减少腰部负重。

④ 搬移重物，姿势要正确，避免用力过猛。

❻ 坐骨神经痛

坐骨神经痛，是指沿坐骨神经通路及其分布区内，以放射性疼痛为主要特点的病症。中医称之为"伤筋""腰腿痛""腿股风""坐臀风"等，其属于"痹证"范畴。其临床多表现为：自臀部沿大腿后、小腿后外侧及足外侧有放射性、烧灼样或刀割样疼痛，下肢活动、受冷、咳嗽、弯腰、排便等时疼痛会加重。直腿抬高试验阳性。

【病因病机】

中医认为，本病多因素体不强，气血虚弱，筋脉失养；或饮食不节，湿热蕴积，阻滞经络；或劳累过度，筋脉劳损，而又失于濡养；亦或感受寒湿，久居湿地，冒雨受凉，跌仆损伤，以致气滞血瘀，经脉不畅，不通则痛。《灵枢·周痹》曰："风寒湿气，客于外分肉之间"，"周痹者，在于血脉之中，随脉以上，随脉以下，不能左右"。

【取穴】

秩边：平第四骶后孔，骶正中嵴旁开3寸。

【方解】

秩边为足太阳膀胱经俞穴，可以疏通膀胱经脉，令气血畅通，达到"通则不痛"之目的。

秩边

秩边

【方法】

取三棱针点刺该穴，再用闪火法扣拔火罐，令其出血10毫升。

【注意事项】

① 平日注意腰部保暖，避免风寒、风湿。
② 劳动时采取正确姿势。
③ 睡眠时须卧硬床板。

❼ 落枕

落枕，又称颈部伤筋。其是一侧颈部疼痛，头扭动不利的一种疾病。中医称为"失枕"。其临床多表现为：晨起后，项部强直疼痛，不能左右顾盼，扭向患侧则痛甚，局部有压痛。有时还扩散至肩臂；同时可伴有头痛、背痛、受冷痛甚等症。《诸病源候论》曰："头项有风，在于筋之间，因卧而气血虚者，值风发动，故失枕。"

【病因病机】

中医认为，其病因多为睡眠姿势不当，或感受风寒或夜卧当风，使项部经脉挛缩，凝滞不畅，"不通则痛"。

【取穴】

大椎：第七颈椎棘突突下。

风门：第二胸椎棘突下，旁开1.5寸。

肩外俞：第一胸椎棘突下，旁开3寸。

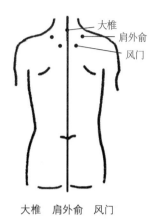

大椎　肩外俞　风门

【方解】

大椎为督脉之俞穴，又为与诸阳经交会穴，可疏通阳经之经气，以调理气血；风门为足太阳膀胱经俞穴，可以祛风散寒，疏通颈肩部之气血；肩外俞为手太阳小肠经之俞穴，可疏通太阳经之经气，太阳经循行过颈部，"经脉所过，主治所及"。

【方法】

取三棱针，分别点刺以上俞穴，以出血为度；另用闪火法扣拔火罐，留罐10分钟。

【注意事项】

① 保持正确的睡姿，枕头高度适中。

② 注意自身保护，避免受寒。

③ 熟睡后不可吹风扇或空调。

④ 长时间看书、工作或学习不可保持一个姿势，应适当活动颈部。

❽ 网球肘

网球肘，是以肘部疼痛，关节活动障碍为主要症状的病症。中医称其为"肘劳"，属于"痹证"范畴。临床表现为肘部关节酸痛，手握物端起时疼痛加重，不能做提水或拧毛巾的动作；受冷后则疼痛加重，得保暖则缓解。此症常和从事的工作有关，如砌砖工、抹灰工、裁缝、打字员、网球运动员等较为多见。

【病因病机】

中医学认为，其病因多为体质虚弱，气血不足，劳累过度，损伤筋脉，以致经络受阻，气血不通，血不养筋；或感受风寒，外邪闭阻经络，阻塞筋脉，以致气血流动不畅。正如《灵枢·五变》说："粗理而肉不坚者，善病痹"。

【取穴】

阿是穴：局部压痛点。

【方解】

阿是穴可直达病所，祛邪活络，舒筋止痛。

【方法】

取三棱针点刺阿是穴，令其出血少许，再用闪火法扣拔火罐，留罐5分钟，隔日治疗1次。

【注意事项】

① 注意局部保暖，避免感受风寒。

② 避免肘部过度用力。

③ 可配合使用按摩手法，恢复更快。

❾ 腱鞘囊肿

腱鞘囊肿，是西医病名。其是以肌腱或关节附近生有囊性肿物为特征的疾病。中医则称之为"胶瘤""结筋""筋结""筋瘤"等。金·张从正在《儒门事亲》一文中说："两手背皆有瘤，一类鸡距，一类角丸，腕不能钏，向明望之，如桃胶然……此胶瘤也。"其临床多表现为：在腕关节、手指背面或足背面出现圆形肿物，隐于皮下，突出体表，小如豆粒，大如芡实，甚至如梅李，表面光滑，触之柔软，推之可活动，压之酸痛，刺破可有桃胶样黏液流出。本病多见于青年女性。

【病因病机】

中医认为，本病多因劳作伤筋，瘀浊内生，阻滞经络，令气血运行受阻；亦或外受寒邪，湿浊化痰，痰火凝聚而成本病。

【取穴】

阿是穴：囊肿部位。

【方解】

阿是穴可疏通局部经络之气，舒筋活络，化痰散结。

【方法】

取三棱针，从阿是穴最高点刺入，刺破囊肿后，挤捏囊肿周围，排出黄色透明胶液，加压包扎3～5天。

【注意事项】

① 保持创口清洁，以防感染。

② 囊肿内容物应一并清除，以防复发。

③ 注意劳逸结合，勿使关节劳损。

④ 如再复发，仍可用本法治疗。

⑩ 红斑性肢痛症

红斑性肢痛症是西医病名。其又被称为肢端红痛症，其为局限性、阵发性肢端血管扩张。中医则根据其病因和症状称其为"血痹""热痹""热痛"等。《疡医大全·奇病论篇》说："人脚板中色红如火，不可落地……此病乃用热药……火聚于脚心而不散，故经岁经年不愈也"。其临床表现为：双足（偶双手）的趾（指）部皮肤发红，先玫瑰红色，后紫红色，皮肤温度高出正常2～3℃，并有灼痛，夜晚加重，将患肢浸入冷水中则痛缓。

【病因病机】

中医认为，本病主要为感受热邪或寒湿之邪，客于体内，郁久化热，湿热凝聚，阻滞经络，令气血不能畅行，"不通则痛"。《冯氏锦囊秘录》说："妇人脚十指如热油煎者，此由荣卫气虚，湿毒之气流滞经络，上攻心则心痛，下攻脚则脚痛，其脚趾如焚，如脚气之类，《经》云热厥是也。"

【取穴】

主穴

足十宣：脚趾的十趾尖端，距指甲游离缘0.1寸。

配穴

足三里：犊鼻下3寸，胫骨前缘外一横指处（中指）。

三阴交：内踝高点上3寸，胫骨内侧面后缘。

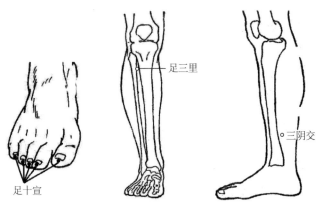

足十宣　足三里　三阴交

【方解】

足十宣为经外奇穴，可泻秽浊、通经络、消肿止痛；足三里为足阳明经之合穴，阳明经多气多血，故其可行气血、除湿邪；三阴交为足太阴脾经之俞穴，可调理肝、脾、肾三经之经气，经络通则痛止。

【方法】

取三棱针，点刺以上俞穴，每穴挤出血液4～6滴，每2日治疗1次。

【注意事项】

①调节情志，避免忧思恼怒。

②饮食宜清淡，避免进食辛辣食物及肥甘厚味。

③不饮酒、吸烟。

④可抬高患肢或做冷敷。

⑪ 血栓闭塞性脉管炎

血栓闭塞性脉管炎，是西医病名。其是一种慢性复发性中、小动静脉的节段性炎症性疾病。中医称之为"脱疽""脱骨疽"。其临床表现为：常一侧下肢（或上肢）

肢端冰凉怕冷，疼痛不安，夜晚痛甚，走路有时跛行，休息后缓解，皮肤粗糙，肌肉萎缩；严重者皮肤呈紫黑色或紫红色，甚至肢端坏死溃烂。《灵枢》说："发于足指，名曰脱疽。其状赤黑色，不治。不赤黑不死，治之不衰，急斩之，否则死矣"。

【病因病机】

中医认为，该病多因饮食不节，过食膏粱厚味、辛辣炙煿之物及烟酒，积热成毒，滞留脉中；或寒湿侵袭肢体，客于脉中，气滞血瘀，腐肉化毒；亦或体质虚弱，房事不节，血脉空虚，筋骨无养。正如《立斋外科发挥》所言："此证因膏粱浓味，酒酪炙煿，积毒所致；或不慎房劳，肾水枯竭；或服丹石补药。致有先渴而后患者，有先患而后渴者，皆肾水涸，不能制火故也。"

【取穴】

冲阳：在解溪下方，拇长伸肌腱和趾长伸肌腱之间，当二、三跖骨与楔状骨间，足背动脉搏动处。

太冲：足背，第一、二跖骨结合部之前凹陷中。

足三里：犊鼻下3寸，胫骨前缘外一横指处（中指）。

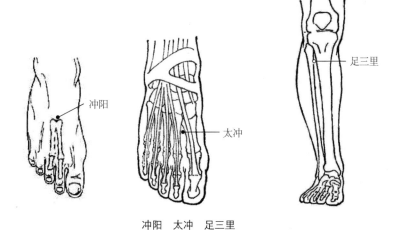

冲阳　太冲　足三里

【方解】

冲阳和足三里皆为足阳明胃经俞穴，冲阳又为原穴，足三里又为合穴，阳明经多气多血，故两穴可以宣上导下、疏通经络、调理气血，通则不痛；太冲为足厥阴肝经之原穴，其可以活血散瘀、祛瘀血而生新血。

【方法】

取三棱针在以上俞穴点刺，分别挤出少许血，每3日治疗1次。

【注意事项】

① 注意保暖，尤其是患肢，更要注意。

② 不可吸烟，忌食辛辣及油腻食物。

③ 节制房事。

④ 居住环境不可过于潮湿寒冷。

⑤ 调节情志，防止精神压力过大。

⑫ 股外侧皮神经炎

股外侧皮神经炎是西医病名。其又被称为感受异常性股痛。其是以患者主观感觉异常为主要症状的疾病。其临床多表现为：大腿前外侧皮肤有麻木、灼热刺痛或瘙痒蚁走感，时轻时重，夜晚较重，影响睡眠，但表皮多无变化。

【病因病机】

中医认为，本病多因腠理不密，外感风寒湿邪，邪客经脉，阻滞经络，使气血不能濡养肌肤；或外伤、血瘀致经络闭阻，而令肌肤麻木不仁。《灵枢·寿夭刚柔》篇曰："寒痹……时痛而皮不仁"。隋·《诸病源候论·风身体如虫行候》亦说："夫人虚，风邪中于荣卫，溢于皮肤之间，与虚热并，故游弈遍体，状如虫行也。"

【取穴】

阿是穴：病灶局部。

风市：大腿外侧正中，腘横纹水平线上7寸。

血海：髌底内侧端上2寸。

【方解】

阿是穴可直达病所，快速取效；血海为足太阴脾经俞穴，可以祛湿排浊、

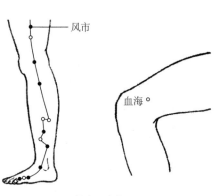

风市　血海

活血通络、调气通经；风市为足少阳胆经俞穴，可以祛风散寒、通经活络。

【方法】

取三棱针，密刺阿是穴，再用闪火法扣拔火罐，留罐10～15分钟，令其出血适量。风市、血海可用毫针刺入，得气后施泻法，留针30分钟；隔日治疗1次。

【注意事项】

① 注意保暖，避免受风寒。

② 不可长时间站立或行走，应注意适当休息。

③ 保持心态平和，避免恼怒烦躁。

④ 忌食辛辣酒酪、鱼腥发物。

⑤ 不可随意搔抓患处，以免感染。

⑥ 不可随意涂抹外用药物。

⑬ 冻疮

冻疮，中西医病名相同。其是皮肤在过低的温度下，引发的一种局限性皮肤病。中医又称其为"烂冻疮""冻风"等。其临床表现为：患处多为手、足、耳等暴露部位，皮肤红肿，摸之冰凉，遇热则瘙痒不已；严重者肤色紫红，有水疱，破溃后，疮面难愈合。《外科秘录》说："冻疮，犯寒风冷气而生者也，贫贱人多生于手足，富贵人多犯耳面，先肿后痛，痛久则破而成疮，北地严寒，尤多此症。更有冷极而得者，手足十指，尚有堕落者"。

【病因病机】

中医认为，多为禀赋不强，触冒严寒、风雪，寒伤皮肉，侵袭营卫，凝滞气血，肌肤失于濡养而成。《外科证治全书》曰："触犯严寒之气，伤及皮肉，致气血凝结，初起紫斑硬肿，僵木不知痛痒，名曰冻疮"。

【取穴】

阿是穴：局部红、肿、痒、痛最重部位。

【方解】

阿是穴可直达病所，排出瘀血，生新血，荣肌肤，快速取效。

【方法】

取三棱针，在阿是穴中心点刺，放血4～6滴，隔日治疗1次。

【注意事项】

① 加强锻炼，提高机体免疫力。

② 天气寒冷时注意保暖。

③ 受冻后不可立即放入热水中浸泡或用火烤，以防病变。

④ 冻疮发痒时，切勿搔抓，以免破溃感染。

⑭ 痛风

痛风，是西医病名。其是嘌呤代谢紊乱所导致的全身性疾病。以反复发作的小关节（足跖趾关节）疼痛，血尿酸高为主症。一般男性多于女性。中医则称之为"历节风""白虎历节"等。其临床多表现为：单侧足拇指关节或跖趾关节（其次是踝关节、腕关节、膝关节、肘关节），突然出现红、肿、热、痛，入夜痛甚，天明则止，关节屈伸不利；日久则关节畸形，皮下有结石。

【病因病机】

中医认为，其主要因平素过食膏粱厚味及辛辣之物，以致湿热蕴结，复感六淫之邪，客于经脉之中，闭阻经络，气血运行不畅而成。如日久则成痰化热，以致关节失濡养而变形。

【取穴】

三阴交：内踝高点上3寸，胫骨内侧面后缘。

膏肓：第四胸椎棘突下，旁开3寸。

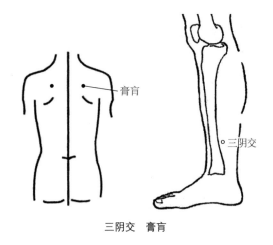

三阴交　膏肓

【方解】

三阴交为足太阴脾经之俞穴，又为肝、脾、肾三经之交会穴，可调理肝、脾、肾三经之经气，改善三经之所主；膏肓为足太阳膀胱经俞穴，为强壮穴，可祛体内湿热之秽浊，又可补虚强壮，提高机体素质。

【方法】

取三棱针，点刺以上俞穴，令其出血少许。

【注意事项】

① 调节情志，避免压力过大。

② 劳逸结合，不可过度疲劳。

③ 避风寒，做好保暖。

④ 不吃含嘌呤高的食物，特别是动物内脏、肉、海鲜、豆制品。

⑤ 忌烟酒。

⑥ 平日多饮水，以利尿酸排出。

⓯ 足踝扭伤

足踝扭伤，又被称之为踝部伤筋。其是指由足部过度内翻而引起的踝关节外侧副韧带撕裂。其临床多表现为：足踝部皮肤肿胀，皮下青紫，有压痛，关节活动受限，不能正常行走。

【病因病机】

中医认为，由于运动不当，甚至下台阶，而引起足踝部韧带拉伤，造成经筋、络脉的损伤，使局部气血壅滞，经气运行受阻，血瘀于经脉则肿胀，经气不通则疼痛。

【取穴】

阿是穴：足踝部压痛肿胀明显处。

【方解】

阿是穴可直达病所，迅速消除瘀血，畅通经络而取效。

【方法】

取三棱针，点刺阿是穴，排出瘀血。

【注意事项】

① 注意休息，避免扭伤加重。

② 注意局部的防寒保暖。

③ 可在局部外敷活血散。

④ 愈后尽量不要穿高跟鞋。

男性病症

❶ 阳痿

阳痿又被称为"阴痿"，是指男子阴茎不能勃起，或勃起硬度很差，时间极短，不能进行正常的性交活动。在临床中多表现为，在性生活时，男子阴茎痿软无力，不能勃起，或勉强勃起而不坚，临房早泄而随之疲软，或虽然能性交，但不经泄精而自行痿软。正如张景岳说："阳痿者，阳不举也"。

【病因病机】

中医学认为，其病因多为房事不节或手淫过度，而致命门火衰，作强无力；或思虑过度，疲惫劳累，损伤心脾，气血两虚；或惊恐伤肾，以致阳痿，如《景岳全书》所讲："凡惊恐不释者，亦致阳痿"。或嗜食肥甘辛辣，以致湿热下注，如《类证治裁》所说："亦有湿热下注，宗筋弛纵而致阳痿者。"

【取穴】

次髎：第二骶后孔中，约当髂后上棘下与督脉的中点。

三阴交：内踝高点上3寸，胫骨内侧面后缘。

【方解】

次髎为足太阳膀胱经俞穴，可补肾益阳；三阴交为足太阴脾经之俞穴，又为肝、脾、肾之交会穴，可健脾益气、补益肝肾、

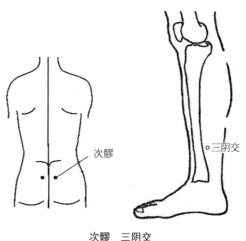

次髎　三阴交

强筋起痿。

【方法】

取三棱针，点刺三阴交出血3~5滴；三棱针点刺次髎后可扣拔火罐，留罐5~10分钟。

【注意事项】

① 消除紧张情绪，保持心态平和。

② 注意节制房事。

③ 不可过量饮酒及食辛辣食品。

❷ 早泄

早泄，是指当阴茎插入阴道时过早的射精，甚至刚触及阴道口便发生射精，不能正常进行性交的病症。其隶属于西医的男性性功能障碍。其临床多表现为：当男女双方准备性交时，刚接触或尚未接触，男方即出现射精；亦或性交时阴茎插入阴道上下刚一抽动，即射精；阴茎也随之痿软。一般多同时伴有面色少华、体乏无力、失眠多梦、阴茎易举、心烦不安、阴部潮湿等症。

【病因病机】

中医认为，本病多因惊恐思虑，损伤心脾；或房事过度，肾气耗伤；或过食肥甘、辛辣之物，湿热下注，流于阴器；亦或肝气郁结，疏泄失司，又或过多手淫，"精出非法"等诸因引发。

【取穴】

次髎：第二骶后孔中，约当髂后上棘下与督脉的中点。

涌泉：于足底（去趾）前1/3处，足趾跖屈时呈凹陷。

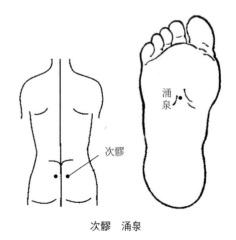

次髎　涌泉

【方解】

次髎为足太阳膀胱经俞穴，可以调肾固精；涌泉为足少阴肾精之井穴，阴经之井穴属木，木为肝经所属，故其可滋补肝肾降火。

【方法】

取三棱针，分别点刺以上俞穴，令其各出血4~6滴。

【注意事项】

① 调节情志，缓解焦虑情绪。

② 治疗期间免房事。

③ 本病一般病程长，需耐心治疗。

❸ 遗精

遗精是指成年男子在非性交时精液频繁外泄的病症，又称"失精""遗泄"。有梦而遗精，称为"梦遗"；无梦而遗精，甚至见色而精液流出的为"滑精"。在临床中多表现为，频繁出现遗精，或有梦而遗精，或无梦而频频滑精；每周2次以上，甚至每夜必遗，个别人有时一夜遗精2次。可伴有头昏耳鸣，腰膝酸软，记忆力减退，精神萎靡，烦躁不安，形体消瘦。

【病因病机】

中医学认为，梦遗与滑精只是病情的轻重不同，而其发病的原因是相同的，这正如张景岳所言："梦遗、滑精，总皆失精之病，虽其证不同，而所致之本则一"。其发病的原因，多为心肾不交、水火不济、阴虚火旺、精关不固而致遗精滑泄。

【取穴】

中极：当前正中线上脐下4寸。

次髎：第二骶后孔中，约当髂后上棘下与督脉的中点。

三阴交：内踝高点上3寸，胫骨内侧面后缘。

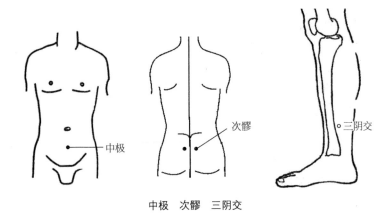

中极　次髎　三阴交

【方解】

中极为任脉之俞穴，又为与足三阴经的交会穴，可以调补肝、脾、肾，固精；三阴交为足太阴脾经俞穴，又与足三阴经交会，可调肝、脾、肾之经气，固摄精关；次髎为足太阳膀胱经之俞穴，可调肾固精。

【方法】

取三棱针，分别点刺以上俞穴，再扣拔火罐，拔出血少许。

【注意事项】

① 宁心安神，恬淡虚无，清心寡欲。

② 杜绝手淫，禁看黄色刊物或影视。

③ 内裤不宜过紧，被褥不宜过厚。

❹ 阴茎痛

阴茎痛，是指阴茎中有抽痛的病症。临床可见，小便时，阴茎中有抽痛感，而尿后尤甚，可伴有恶寒发热，小腹拘急疼痛，手不可近。

【病因病机】

中医学认为，其病因多为性交时感受风寒之邪，邪客郁之，湿热下注阴窍；亦或性交不洁，感染湿毒之邪，由尿道口入茎中；亦或酒色过度，败精瘀阻，经络不通，则茎中作痛。

【取穴】

大敦：足拇指外侧，指甲角旁约0.1寸。

【方解】

大敦为足厥阴肝经之井穴，肝主筋，前阴乃宗筋所聚，肝经又"循股阴，入毛中，过阴器，抵小腹"，故其可清湿热，通经络，调气机，止茎痛。

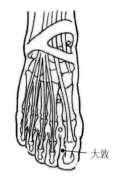

大敦

【方法】

取三棱针，点刺该穴，挤出血4～6滴。

【注意事项】

① 避免不洁性交。

② 忌食辛辣食物与酒酪。

③ 加强外阴的清洁卫生。

❺ 前列腺炎

前列腺炎，是成年男性生殖系统感染而致的前列腺充血，腺泡淤积，腺管水肿引发的炎症改变。其在临床上又有急性和慢性之分。属中医的肾虚和淋证范畴。临床多表现为：尿频、尿急、排尿不畅、尿道灼热、尿道口有白色分泌物、阴囊潮湿、会阴胀痛、小腹及腰骶有下坠感、阳痿早泄、尿有余沥、小便分叉等。

【病因病机】

中医认为，本病多因肾阴亏虚，房事过度，阴虚生内热，热移膀胱，清浊不分；或思虑过度，劳伤心脾，脾虚下陷，精微下渗；或嗜食辛辣、酒酪之品，湿热内蕴，湿热化火，下注膀胱；亦或肾阳不足，失于固摄。隋·《诸病源候论》说："诸淋者，由肾虚膀胱热故也"。《类证治裁》亦曰："浊在便者，色白如泔，乃湿热内蕴"。

【取穴】

腰俞：当后正中线上，当骶管裂孔处。

阴陵泉：胫骨内侧髁下缘凹陷中。

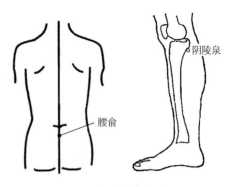

腰俞　阴陵泉

【方解】

腰俞为督脉之俞穴，督脉主人体一身之阳气，故其可补阳益气、通经活络，可起固摄作用；阴陵泉为足太阴脾经之俞穴，又为其合穴，可清热利湿、排出浊秽。

【方法】

取三棱针，点刺选取俞穴，令其各出血4～6滴。

【注意事项】

① 加强锻炼，提高免疫力。

② 合理安排生活，节制房事。

③ 注意个人卫生。

④ 少吃刺激性食物，忌烟酒。

⑤ 避免长时间坐车、骑马。

女性病症

❶ 痛经

痛经又被称为"经行腹痛"，是指女性在月经期前后或行经期间出现的周期性小腹疼痛。其是妇科常见病、多发病之一。一般以青年女性最为多见。其临床多表现为：经期或行经前后小腹疼痛，随月经周期而发作。疼痛可放射到胁肋、腰骶、阴道、肛门等处，可伴有乳房胀痛、食欲不振、心急烦躁等；严重者常伴恶心呕吐、手足厥冷、出虚汗，甚至昏厥。

【病因病机】

中医学认为，"不通则痛"。多因情志不调，郁怒伤肝，气滞血瘀；或寒邪凝滞胞宫，经血不通；或气血不足，血运不畅，脉络受阻，胞宫失养，"不荣则痛"。隋·《诸病源候论》曰："妇人月水来腹痛者，由劳伤血气，以致体虚，受风冷之气，客于胞络，损冲任之脉……其经血虚，受风冷，故月水将下之际，血气动于风冷，风冷与血气相击，故令痛也。"

【取穴】

血海：髌骨内侧缘上2寸。

【方解】

血海为足太阴脾经之俞穴，可补血、活血、通经、止痛。

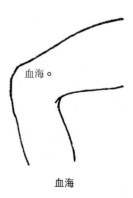

血海

【方法】

取三棱针，点刺该穴，令其出血4～6滴即可。

【注意事项】

① 注意经期卫生。

② 经期避免精神刺激和过度劳累。

③ 注意防止受凉和过食生冷及刺激性食物。

④ 可服用蒲辅周老先生小方"当归艾叶汤"：当归30克，艾叶15克，红糖60克。

❷ 月经不调

月经不调，是以月经周期和经量异常为主症的病症。其临床主要表现为：月经先期，每期月经提前七天以上，甚至半月一行；月经后期，每期月经推后八九天，甚至四十、五十天一行；亦或经期不准，先后无定；经量或多或少，经色或红或淡，经质或清或稠。《景岳全书·妇人规》曰："凡女人血虚者，或迟或早，经多不调"。

【病因病机】

中医认为，该病与冲任和肝、脾、肾之关系密切。宋·陈自明《妇人大全良方》说："妇人三十六种病，皆由子脏冷热……是故冲任之脉……"。饮食不节，湿热内蕴，热扰冲任，血海不宁。此正如《丹溪心法》所说："经水不及期而来者，血热也"；情志不畅，可令气郁血滞；经期感寒，或恣食生冷，可令血寒凝聚，阻滞冲任，而使月经后错；此外肝郁与肾虚又可致气血失调，疏泄不畅，而使封藏失职，引起月经无定期。

【取穴】

膈俞：第七胸椎棘突下，旁开1.5寸。

三阴交：内踝高点上3寸，胫骨内侧面后缘。

【方解】

膈俞为足太阳膀胱经俞穴，可凉血活血，促进气血生化；三

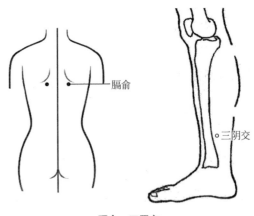

膈俞　三阴交

阴交为足太阴脾经俞穴，又为肝、脾、肾三经之合穴，可调肝、脾、肾三经之经气，气机通畅，冲任调达，月经可正常。

【方法】

取三棱针点刺以上俞穴，再用闪火法扣拔火罐，留罐5~10分钟。

【注意事项】

① 调节情志，忌忧思恼怒。
② 不吃辛辣食物及生冷食物。
③ 经期不触摸冷水及淋雨。
④ 注意经期卫生。

❸ 不孕症

不孕症是临床常见疾病。指女子婚后与配偶同居2年以上，配偶生殖功能正常，又未采取避孕措施，而没有受孕者，称为原发性不孕症；如曾有过孕育史，又连续2年以上未再受孕者，称为继发性不孕症。中医则称之为"绝嗣"、"绝嗣不生"。临床表现为，女性与配偶同居2年以上，在未避孕的情况下，未能受孕，同时伴有月经不调、痛经、闭经等。

【病因病机】

中医学认为，其病因多为先天肾虚宫寒、冲任不调、血瘀胞宫、痰湿阻络、壅积胞宫等。此正如《医宗金鉴·妇人不孕之故》所说："女子不孕之故，由伤其冲、任也……或因宿血积于胞宫，新血不能成孕；或因胞寒胞热，不能摄精成孕；或因体盛痰多，脂膜壅塞胞中而不孕……。"

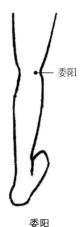

委阳

【取穴】

委阳：腘横纹外侧端，股二头肌腱的内缘。

【方解】

委阳为足太阳膀胱经俞穴，又为三焦经下合穴，膀胱又与肾相表里，故其可补肾养宫，又可祛湿化痰，排除秽浊而通络。

【方法】

取三棱针点刺该穴，再扣拔火罐，令其出血少许。

【注意事项】

① 本病病程长，须长期配合治疗。

② 患者要调整心态，切不可有急躁情绪。

③ 治疗期间最好不要同房。

❹ 子宫脱垂

　　子宫脱垂，是指子宫位置沿阴道下降，甚至脱出阴道口。中医称之为"阴挺""阴脱""阴菌"等，俗称"落袋""落茄子"。其临床表现为，子宫位置低下甚至脱出阴道之外，根据病情分为3度，同时伴有腰痛腹胀，或阴部重坠而胀，白带多，有异味，脱出的子宫黏膜可被内裤摩擦而糜烂或有分泌物渗出。此病多发于体力劳动女性或多胎多产者。

【病因病机】

　　中医学认为，其病因多为体弱气虚者，产时努力伤气，气从下陷，产后又失于调护，以致气虚，发为阴挺；或产育频繁，房事过多，损伤肾气，冲任二脉失固，无力系胞，以致胞宫脱垂。此正如《医宗金鉴·阴挺证治》所言："妇人阴挺，或因胞络伤损，或因分娩用力太过，或因气虚下陷，湿热下注。阴中突出一物如蛇，或如菌，如鸡冠者，即古之'颓疝'类也"。

【取穴】

百会：后发际正中直上7寸。

【方解】

　　百会为督脉俞穴，是手足三阳与督脉之会穴，督脉总督人体一身之阳，故其可升阳固脱。

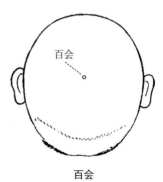

百会

【方法】

取三棱针，点刺该穴，再用手挤出3～5滴血，隔日治疗1次。

【注意事项】

① 注意休息，切勿过于劳累。

② 不宜久蹲及从事担、提重物等体力劳动。

③ 经常做提肛练习。

❺ 崩漏

崩漏，是指女性不在行经期间阴道突然大量出血或淋漓不断。其中，经血非时而下，出血量多，来势急骤的称为"血崩"或"崩中"；出血量少，淋漓不绝的称之为"漏下"或"经漏"。二者常可相互转化，交替出现，故名之"崩漏"。其临床多表现为：月经周期紊乱，出血时间多延长，十日至数十日，出血多淋漓不断，或似有似无；亦或量多如注。常伴有面色不华，体乏无力，月经或色淡、或暗黑或呈咖啡色，或清稀、或有血块，并伴有白带增多等。

【病因病机】

中医认为，其病因主要是素体阳盛或阴虚火旺，或五志化火，灼伤血海，冲任不固，而致出血量多或淋漓不绝；亦或禀赋不强，脾虚不健，统血失权，或房事不节，肾精亏损，均可致冲任不固，而成崩漏。正如陈自明在《妇人大全良方》中说："妇人崩中漏下者，由劳伤血气，冲任之脉虚损故也。"

【取穴】

隐白：足拇指内侧，指甲角旁约0.1寸。

大敦：足拇指外侧，指甲角旁约0.1寸。

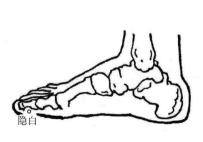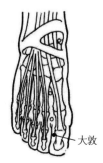

隐白　大敦

【方解】

隐白为脾经之井穴，可以健脾气，益肝肾，滋阴养血调经；大敦为肝经之井穴，可以补肝阴，泄血中之热邪。

【方法】

取三棱针，点刺以上俞穴，分别挤出4～6滴血，隔日治疗1次。

【注意事项】

① 调节情志，保持心态平和。

② 忌食辛辣及生冷食品。

③ 节房事。

❻ 倒经

倒经，是中医病名，其又被称为"逆经"。西医则称其为经行吐衄。其是指在月经期前后出现有规律的吐血或衄血，同时月经量减少或停经，谓之倒经。其临床多表现为：每逢月经期就会出现吐血或衄血，月经干净后就渐渐停止；同时还多伴有心烦易怒、两胁胀满、头晕耳鸣、便干尿黄等症。明·李时珍在《本草纲目》中说："有行期只吐血、衄血或眼耳出血者，是谓逆行。"

【病因病机】

中医认为，其病因多为肾水不足，肝郁化火，火邪伤络，血随火动上冲所致。《类证治裁》亦曰："按月倒经，血出鼻口，此由肝火上迫，不循常道"。《叶氏女科证治》亦曰："……此由过食椒姜辛辣之物，热伤其血，则血乱上行。"

【取穴】

太阳：眉梢与目外眦之间向后约1寸凹陷中。

曲泽：肘横纹中，肱二头肌腱的尺侧缘。

腰阳关：第四腰椎棘突下。

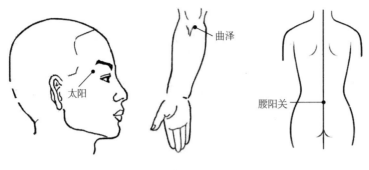

太阳　曲泽　腰阳关

【方解】

太阳为经外奇穴，可泄热、凉血、止血、顺经；曲泽为手厥阴心包经之合穴，可凉血降逆、引热下行；腰阳关为督脉之俞穴，可滋阴降火。

【方法】

在月经将至前一周，即取三棱针点刺太阳、曲泽，各挤出血4～6滴；腰阳关用三棱针点刺后扣拔火罐。

【注意事项】

① 调节情志，忌忧思恼怒。
② 饮食宜清淡，忌香燥食物及油炸、烧烤食品。

❼ 产后乳少

产后乳少，又被称为"产后缺乳""乳汁不行"。其是指女性产后缺少乳汁或量甚少。临床表现为：产后第二三天至半月内的哺乳期间，乳汁甚少或乳汁难下，乳汁稀薄，但乳房发育正常；同时可伴有面色苍白或发黄、头晕目眩、心慌气短或心悸少寐、胸闷乳胀。

【病因病机】

中医学认为，其病因分为虚实两型，虚者多为平素体弱，产期又出血过多，以致血虚无以生化为乳汁；实者多为肝郁气滞，乳络不通，乳汁不行。《景岳全书·妇人规》曰:"妇人乳汁,乃冲任气血所化,故下则为经,上则为乳。若产后乳迟乳少者,由气血之不足。而犹或无乳者,其为冲任之虚弱无疑也。"

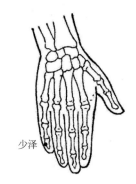

少泽

【取穴】

少泽:小指尺侧指甲角旁约0.1寸。

【方解】

少泽为手太阳小肠经之井穴,五行属金,可疏泄肝之郁,而通络生乳。

少泽

【方法】

取三棱针,点刺该穴,挤出血4~6滴。

【注意事项】

① 调节情志,忌忧思恼怒。

② 适度休息,加强营养,多食猪蹄、鲜鱼汤等。

③ 纠正不正确的哺乳方法。

❽ 性交痛

性交痛,是性交障碍,指性交时有疼痛感觉,或阴道痉挛以致性交困难甚至无法进行,而表现为性交疼痛。临床多表现为,性交疼痛,痛不可忍,肛门坠胀,有便意,乳房胀痛;或两胁胀痛,腰背酸楚;常伴有阴道干涩,分泌物少,对房事有恐惧感。

【病因病机】

中医学认为其病因多为肝郁气滞,经络阻滞,不通则痛;或湿热壅积,阻塞脉道,气血运行受阻;亦或命门火衰,阴液涸枯,阴户失于濡养而干涩不润。

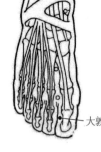

大敦

【取穴】

大敦:足拇指外侧,指甲角旁约0.1寸。

大敦

【方解】

大敦为足厥阴肝经之井穴，肝经"循股阴，入毛中，过阴器，抵小腹"，故其可疏通经络、调理经气、行气止痛。

【方法】

取三棱针，点刺该穴，挤出血4～6滴。

【注意事项】

① 保持愉快心情，消除惧怕心理。

② 性交时男方避免粗暴。

❾ 慢性盆腔炎

慢性盆腔炎，是指女性内生殖器官，包括子宫、输卵管、卵巢及其周围结缔组织、盆腔腹膜等部位的慢性炎症性疾病。其属于中医的"带下""癥瘕积聚"范畴。临床多表现为：下腹部疼痛及腰骶部肿痛和坠痛，肛门也多有下坠感，白带多，月经不调，痛经；劳累和月经前后加重，乏力、腰酸、食欲不振、便溏等。

【病因病机】

中医认为，本病多为湿热之邪内侵，瘀结胞中，阻滞经络；或过食生冷，寒客胞中，寒性收引，令气机不畅；亦或久病伤肾，蒸腾无力，封藏失司。

【取穴】

中极：当前正中线上，脐下4寸。

次髎：第二骶后孔中，约当髂后上棘下与督脉的中点。

【方解】

中极为任脉俞穴，通于胞宫，可调理冲任、理气活血；

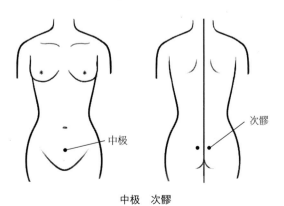

中极　次髎

次髎为膀胱经俞穴，可祛湿热、清秽浊、理气止痛。

【方法】

取三棱针，点刺以上俞穴，再用闪火法扣拔火罐，留罐10分钟。

【注意事项】

① 做好个人卫生。

② 禁止产褥期、流产后、月经期的性生活。

③ 经期提倡淋浴，不宜游泳。

④ 不宜多吃辛辣、油腻食品及酒酪。

⑩ 外阴瘙痒

外阴瘙痒，是以女性外阴或阴道瘙痒为特征的病症，中医称为"阴痒"。临床可见，在阴道内、外阴部甚至肛门周围，瘙痒难忍，一般在月经期夜间或吃辛辣食品后加重，当瘙痒严重时，甚至坐卧不安，可伴有带下增多；局部皮肤可因瘙痒而出现抓痕，甚至增厚、粗糙、呈苔藓化。

【病因病机】

中医学认为，该病多和肝、脾、肾有关。肾主生殖，开窍于二阴，脾主运化水湿，肝经绕阴器。肝肾阴虚，则精血两亏，血虚生风，风盛则燥，阴部失养而痒；过食辛辣之物，则生湿生热，脾虚则运化失司，而令湿邪过剩，湿蕴而生热，湿热蕴积则生虫而痒。正如《诸病源候论》所说："妇人阴痒，是虫食所为"。

【取穴】

肝穴：手无名指掌侧中节横纹中点。

【方解】

肝穴为治疗外阴瘙痒之经验穴。

【方法】

取三棱针，点刺该穴，挤出血4～6滴，每3日治疗1次。

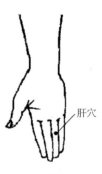

肝穴

【注意事项】

① 注意经期个人卫生，保持外阴清洁干燥。

② 内裤应穿纯棉织品，勤换洗。

③ 不可用碱性强的肥皂、浴液清洗外阴。

④ 对外阴不可搔抓。

⑤ 忌食辛辣及刺激性食品及酒酪。

⑥ 不可用热水洗烫外阴。

⑪ 乳腺肿痛

乳腺肿痛，即为乳房以红肿疼痛为主要特征的病症。临床多表现为乳房肿胀疼痛，皮肤发红，触摸则表皮发热，有压痛，患者自觉有跳痛感；可伴有腋下淋巴结肿大、发热、恶寒等症状。

【病因病机】

中医学认为，其病因多为乳房不洁，毒邪内侵，客居乳内；亦或忧思恼怒，情志失畅，肝郁化火；或嗜食辛辣厚味，湿热壅积胃络，致使乳络闭阻，郁而化热，成脓而痛。

【取穴】

膏肓：第四胸椎棘突下，旁开3寸。

【方解】

膏肓为足太阳膀胱经俞穴，太阳主一身之阳，脏腑之气皆通太阳，故其可调经气、理气血、通经络，令气血安和。

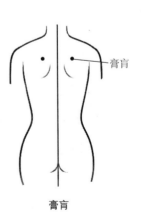

膏肓

【方法】

取三棱针，点刺该穴，再扣拔火罐，留罐10分钟。

【注意事项】

① 注意乳房卫生，不可自行挤压。

② 保持愉快心情，忌忧思恼怒。

③ 饮食宜清淡，忌辛辣油腻之品。

⑫ 乳腺炎

乳腺炎是西医病名，是乳房部位常见的急性化脓性疾病。中医则称之为"乳痈"。其临床多表现为：乳房红肿热痛，可触摸到硬块，有压痛；同时伴有恶寒、发热、口渴及腋下淋巴结肿大等。

【病因病机】

中医认为，七情不畅，忧思恼怒，肝郁化火，可阻遏乳络；饮食不节，嗜食肥甘辛辣之物，则湿热内蕴，胃络壅阻，胃经循行过乳房，则毒火陷滞乳络；亦或乳房不洁，乳汁淤积，化热生火，均可积脓成痈。此正如《妇人大全良方》曰："产后宜勤去乳汁，不宜蓄积，不去恶汁，内引于热，则结硬坚肿，牵急疼痛或渴思饮，其奶手近不得"。《外科证治全书》曰："所乳之子，口气燆热，含乳而睡，热气鼻风吹入乳孔，气逆乳凝，遂致结肿"。

【取穴】

背后红斑：在背后第七颈椎至十二胸椎之间鲜红色斑片，1～10个，患侧较多。

【方解】

背后红斑为乳腺炎在背后的反应点，点刺泻血，可清热散结、泄热通乳。

【方法】

取三棱针，在背后所有红斑各点刺1针，挤出血4～6滴。

【注意事项】

① 调节情志，保持心情舒畅。

② 保持乳房的清洁卫生和乳汁通畅。

③ 饮食宜清淡，忌辛辣油腻食物。

小儿疾病

❶ 小儿夜啼

小儿夜啼是指小儿晚上长时间地哭啼，白日如常的一种病症。临床可见，小儿白日安静，入夜则啼哭不安，或啼哭剧烈，持续时间长，甚至啼哭通宵、烦躁不安等。

【病因病机】

中医学认为，"婴儿哭闹别因由"，其原因多和小儿养成爱抱或夜哭的不良习惯有关；亦或脾胃受寒，寒凝腹痛；亦或心火内炽，肝经郁热造成喜啼、夜闹。《幼幼集成·夜啼》曰："小儿夜啼有数证：有脏寒、有心热、有神不安、有拗哭，此中寒热不同，切宜详辨"。

【取穴】

中冲：中指尖端的中央。

【方解】

中冲为手厥阴心包经之井穴，可以清心火、泄郁热、祛躁安神。

【方法】

取三棱针，点刺该穴，挤出2～4滴血。

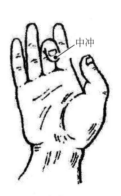

中冲

【注意事项】

① 对小儿不可娇惯。

② 查找小儿哭闹原因，必要时可到医院检查确诊。

❷ 小儿腹泻

小儿腹泻，是指2岁以下婴幼儿，出现以腹泻为主症的消化系统疾病。临床表现为大便次数增多，每天数次，大便稀薄，色黄或带绿，完谷不化，呈糊状或蛋花状，甚至呈水样便，但精神尚好；重者每日大便次数10次以上，大便量多，有腥臭味，可伴有发热，食欲不振，呕吐，精神萎靡，烦躁不安，口渴，甚至面色苍白、大汗、昏迷等。本病多见于夏、秋季节。

【病因病机】

中医学认为，其病因为小儿脾胃虚弱，喂养不当；或感受暑湿、饮食不洁等，而使脾胃受损，运化失司，清气不升而腹泻。

【取穴】

四缝：第二、三、四、五指掌面，近端指关节横纹的中点。

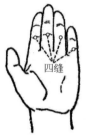

四缝

【方解】

四缝为经外奇穴，可健脾益胃，是经验取穴。

【方法】

取三棱针，点刺该穴，可挤出黄水或血1～3滴。

【注意事项】

① 注意饮食卫生，生吃水果要洗净。

② 忌食生冷、油腻食品。

③ 饮食宜清淡。

④ 可用生白术、生扁豆同煮元米粥，日服2次，颇效（颜德馨教授介绍）。

❸ 小儿厌食

小儿厌食，是指小儿长时间的食欲不振，甚至拒食的一种病症。属于中医学"恶食""不嗜食"的范畴，是目前儿科的常见病和多发病。其临床表现为，长时期的不思饮食，食欲下降甚至拒食，形体消瘦，面色不华，但精神尚好。可伴有面黄少华、心烦不安或急躁易怒、睡眠中咬齿磨牙、大便秘结等。

【病因病机】

中医学认为，其病因多为喂养不当，偏食，吃零食，过食肥甘或生冷，损伤脾胃，以致运化失司而厌食。

【取穴】

四缝：第二、三、四、五指掌面，近端指关节横纹的中点。

【方解】

四缝穴为经外奇穴，可以促进消化酶的活性，是经验取穴。

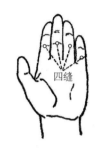

四缝

【方法】

取三棱针，点刺该穴，可挤出少量黄水或血水1～3滴。

【注意事项】

① 纠正不良饮食习惯。
② 养成良好的生活规律。

❹ 小儿急惊风

小儿急惊风，是指四肢抽搐、颈项强直、两目上视、牙关紧闭甚或神昏为主要表现的危急病症，俗称"抽风"，相当于西医的小儿惊厥。临床表现为：颈项强直，四肢抽搐，两眼上视，牙关紧闭，神志昏迷，可伴有发热等。《幼科释谜·惊风》曰："小儿之病，最重惟惊。惊必发搐，惊必窜晴，惊必牙紧，惊必面青，惊必鱼口，惊必弓形"。

【病因病机】

中医学认为，该病最主要是因外感时邪，痰热内蕴或暴受惊吓。小儿多为稚嫩之体，易感外邪，邪蕴内则化火，火热极而动风；或突受惊吓，气机逆乱，而惕惕不安；或饮食不节，热蕴肠腑，痰热内生，痰蒙清窍而动风。《幼科释谜·惊风》曰："小儿之病，最重惟惊……心经热积，肝部风生，肝风心火，二脏交争，血乱气壅，痰涎与并，百脉凝滞，关窍不灵"。

【取穴】

水沟：在人中沟的上1/3与中1/3交界处。

十宣：手十指尖端，距指甲游离缘0.1寸。

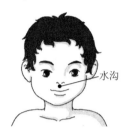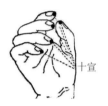

水沟　十宣

【方解】

水沟为督脉俞穴，可开窍镇惊、醒神解痉；十宣为经外奇穴，可清热、开窍、醒神。

【方法】

取三棱针，点刺以上俞穴，各挤出血2～4滴。

【注意事项】

① 应注意休息，避免打扰刺激。

② 饮食宜清淡，忌油腻及刺激性食物。

❺ 小儿肺炎

小儿肺炎，是指由细菌、病毒或变态反应等引起的小儿肺部炎症，是小儿最多见的肺部疾病，尤其是冬春寒冷季节最为多见。其隶属于中医"风湿犯肺""肺热咳喘"和"肺胀"的范畴。临床多表现为：发病急，体温高，一般38℃以上，甚至40℃，咳嗽，鼻翼煽动，痰涎上壅，甚至张口抬肩，呼吸困难。此正如《证治准绳·幼科》指出："小儿之病，惟热居多"。

【病因病机】

中医认为，该病主要由外因：感受风寒或风热之邪；内因则因小儿为"稚阳之体",阳气不充,卫外不固,最易受外邪侵犯,外邪郁闭于肺而引发。《丹溪心法·咳嗽》曰:"肺胀而嗽,或左或右,不得眠,此痰挟瘀血碍气而病"。

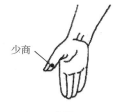

少商

【取穴】

少商:在手拇指末节桡侧指甲角旁约0.1寸。

【方解】

少商为手太阴肺经之井穴,可以宣肺泄热凉血。

【方法】

取三棱针,点刺该穴,挤出血4~6滴。

【注意事项】

① 应注意休息,保持室内适宜的温度及空气清新。

② 保持安静。

③ 饮食宜清淡,忌吃油腻及刺激性食物。

皮肤疾病

❶ 酒渣鼻

酒渣鼻是西医病名，又被称为"玫瑰痤疮"。中医则称之为"酒糟鼻""红鼻子""鼻赤"等。其是以鼻部发红，鼻准部起紫红色粟疹脓疱，恰如酒渣为特点的皮肤疾患。其临床多表现为：鼻部油亮、发红，上有弥漫性红斑，或有红血丝、丘疹、脓疱，饮酒或吃辛辣食物后，鼻部更红；严重者鼻部皮肤变为暗红或紫红色，鼻头肥大，皮肤增厚，表面凹凸不平呈瘤状增生，形似杨梅。本病以中青年男女较为多见，尤其以女性更为多发。

【病因病机】

中医认为，其病因多为饮食不节，嗜食肥甘厚味以及酒酪、油腻之品，以致湿热内蕴，热邪熏蒸鼻面，又被风寒之邪外袭，凝滞于肤。湿热之邪壅阻经络，以致气血不通，肌肤失养。清·《医宗金鉴》说："此证生于鼻准头及鼻两边。由胃火熏肺，更因风寒外束，血瘀凝结，故先红后紫，久变为黑，最为缠绵。"

【取穴】

素髎：鼻尖正中。

大椎：第七颈椎棘突下。

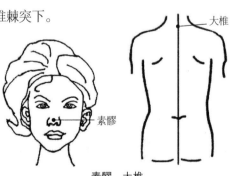

素髎　大椎

【方解】

素髎、大椎皆为督脉俞穴，素髎又为病变部位，故其可祛邪清湿热；大椎为诸阳之会，督脉又过鼻，故可祛邪通络、清热凉血、祛风清鼻疹。

【方法】

取三棱针点刺素髎，挤出血4~6滴；再用梅花针叩打大椎，并用闪火法扣拔火罐，留罐5~10分钟；隔日治疗1次。

【注意事项】

① 注意调整饮食结构，少吃辛辣、油腻食品，多吃蔬菜、水果；不可饮酒。
② 冬天鼻部注意保暖，洗脸最好用温水，并可在水中加入少许醋。
③ 可用中药"颠倒散"外敷鼻部。

❷ 痤疮

痤疮是西医病名，是一种皮脂腺的慢性炎症。中医则称其为"酒刺""肺风粉刺""面疱"等。其临床多表现为：在面部或胸背有疙瘩丛生，或小如粟米、或大如黄豆，上有黑头或白头，挤后可有线状膏脂排出；严重者可有脓疱、硬结，有红肿、压痛，破溃后出脓汁，可结疤。隋·《诸病源候论》曰："面疱者，谓面上有风热气生疱，头如米大，亦如谷大，白色者是。"本病多见于青春期男女。

【病因病机】

中医认为，本病多因饮食不节，过食肥甘厚味，以致湿热蕴积肠胃，湿热之邪上蒸发于头面；或肺热壅盛，复受外邪，聚积成热成邪；亦或体内血热，外受冷水渍洗，以致血受寒则凝，凝聚阻络酿成本病。此如清·《医宗金鉴》所云："此证由肺经血热而成。每发于面鼻，起碎疙瘩，形如黍屑，色赤肿痛，破出白粉汁"。

【取穴】

大椎：第七颈椎棘突下。
肺俞：第三胸椎棘突下，旁开1.5寸。

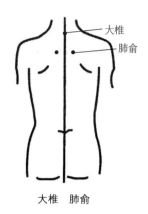

大椎　肺俞

【方解】

大椎为督脉之俞穴，又为与诸阳脉之交会穴，可以清热泻火、凉血解毒；肺俞为膀胱经之俞穴，又为膀胱之背俞穴，"肺主皮毛"，故皮肤之疾患则由肺所主之；二穴合用则痤疮可除。

【方法】

取三棱针（或皮肤针），分别点刺以上俞穴，出血少许即可，每3日治疗1次。

【注意事项】

① 少吃辛辣、油腻和煎炸食品以及含糖量高的食物。

② 多吃水果和蔬菜，少饮浓茶、浓咖啡。

③ 用温水洗脸或使用硼酸皂或硫黄皂洗脸。

④ 不可用手抠、挤痤疮。

⑤ 注意劳逸结合，保证睡眠时间。

⑥ 保持大便通畅。

❸ 白癜风

白癜风，指皮肤上生有白斑，斑内毛发变白为特征的一种皮肤病。正如《诸病源候论》所说："白癜者，面及颈项、身体皮肉色变白，与肉色不同，亦不痒痛，谓之白癜。"临床可见，皮肤生有白斑，其色乳白，大小不一，数目不定，斑内毛发变白，逐渐扩大，边缘清楚，周围皮肤颜色加深，多呈褐色。斑内可有岛状褐色斑点，可发生在身体任何部位，但多见于面、颈、手背及躯干，无任何自觉症状。

【病因病机】

中医学认为，其病因多为腠理不密，卫外失固，感受风邪侵袭，闭阻经络，气血失和；或七情不遂，肝郁气滞，血行不畅，肌肤失养；亦或跌仆损伤，瘀血阻络，肤失温煦濡养而生白斑。清·《医宗金鉴·白驳风》曰："此证……由风邪相搏于皮肤，致令气血失和"。

【取穴】

中魁：手背，中指近侧指间关节的中点。

中魁

中魁

【方解】

中魁为经外奇穴，是经验取穴。

【方法】

取三棱针，点刺该穴，挤出血4～6滴，隔日治疗1次。

【注意事项】

① 保持心情舒畅，忌忧思恼怒。
② 不可滥用外用药物。
③ 忌食辛辣、油腻食品，多食豆制品、木耳、核桃、黑芝麻等。
④ 可对局部进行按摩，促进血液循环。

❹ 神经性皮炎

神经性皮炎，是以阵发性皮肤瘙痒和皮肤呈苔藓化为特征的慢性炎症性皮肤病。由于其顽固难愈，又被称为"顽癣""牛皮癣"。临床可见，皮肤表面粗糙，纹理加深，纵横无定，轮廓全无，表面有糠皮样鳞屑，有阵发性瘙痒，搔则顽痹，不知痒痛，往往夜间瘙痒加重，常年久不愈，一般夏季加重，冬季缓解。

【病因病机】

中医学认为，该病由心绪烦扰，七情内伤，内生心火而致。"心主血脉"，心火亢盛，伏于营血，令血热生风，有风则痒，风盛则血燥，血燥则令肌肤失于濡养而致皮肤肥厚，呈苔藓化。

【取穴】

阿是穴：皮损局部。

【方解】

阿是穴可直达病所，迅速取效。

【方法】

取梅花针，在阿是穴叩刺，令其出血少许即可；隔日治疗1次。

【注意事项】

① 调节情志，保持心情舒畅。

② 忌吃辛辣食品和酒酪。

③ 患处不宜搔抓和用热水洗烫。

❺ 荨麻疹

荨麻疹是一种皮肤起风团，伴有瘙痒的皮肤病。中医称其为"风疹块""鬼风疙瘩""风瘙瘾疹"等。临床可见，皮肤突然起风疹或风团，色泽鲜红、淡红或瓷白，可稀疏散在，亦可融合成片，扪之红热，瘙痒剧烈，发生迅速，消退亦快，消退后不留痕迹。清·《医宗金鉴·外科心法要诀》曰："此证俗名鬼饭疙瘩……初起皮肤作痒，次发扁疙瘩，形如豆瓣，堆累成片。"

【病因病机】

中医学认为，其病因既有外因，又有内因，亦或内外因结合致病。禀赋不强，卫外失固，外邪乘机袭入，客于肌腠；或饮食失宜，脾胃不和，蕴湿生热，郁于肌肤，或情志不遂，郁而化火，火热生风，而诱发本病。隋·《诸病源候论·风瘖癗候》曰："汗出当风，风气搏于肌肉，与热气并，则生瘖癗，状如麻豆，甚者渐大，搔之成疮"。

【取穴】

曲池：屈肘，成直角，肘横纹外侧端与肱骨外上髁连线的中点。

血海：髌骨内上缘上2寸。

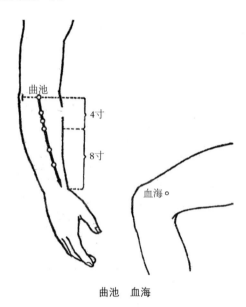

曲池　血海

【方解】

曲池为手阳明大肠经之合穴，可以清热解毒、凉血消风；血海为足太阴脾经之俞穴，可以补血活血，"血行风自灭"，故可消风止痒。

【方法】

取三棱针，点刺以上俞穴，再扣拔火罐或挤出血4～6滴，每日治疗1次。

【注意事项】

① 调节情志，忌忧思恼怒。

② 忌食鱼腥发物、辛辣、炙煿之物及酒酪。

③ 远离羽毛、花粉等致病物质。

④ 加强营养，提高体质。

❻ 慢性湿疹

湿疹，多是指以皮肤瘙痒，湿烂浸淫为特征的皮肤病。慢性湿疹多是由急性湿疹久治不愈演变而成。临床多表现为：皮疹表面的皮肤浸润变厚，干燥粗糙，有皮屑，色泽黯淡不红，边界清楚，自觉瘙痒甚剧，略见出水。

【病因病机】

中医学认为，其病因多为思虑伤脾，脾失健运，湿从内生，浸淫成疮；亦或久患湿疹未愈，渗水日久，伤阴耗血，血燥生风。

【取穴】

委中：腘横纹中央。

曲池：屈肘，成直角，肘横纹外端与肱骨外上髁连线的中点。

血海：髌骨内上缘上2寸。

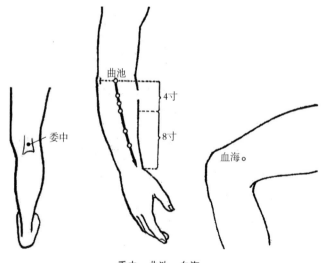

委中　曲池　血海

【方解】

委中为足太阳膀胱经之合穴，可以清除湿热；曲池为手阳明大肠经之合穴，阳明经多气多血，故其可补血活血、清热利湿；血海为足太阴脾经之俞穴，可以清热利湿。

【方法】

取三棱针，分别点刺以上俞穴，可扣拔火罐或分别挤出血4～6滴；隔日治疗1次。

【注意事项】

① 本病病程长，必须坚持治疗。

② 忌吃鱼虾海味、辛辣发物及酒。

③ 贴身内衣以纯棉织品为宜。

④ 患处不宜搔抓、洗烫。

⑤ 调节情志，忌忧思恼怒。

❼ 银屑病

银屑病，是以皮肤起红疹，上有层层银屑，搔之脱落为特征的皮肤病。中医称之为"白疕""松皮癣""干癣""白壳疮"。临床多表现为：起病突然，初为红斑或粟疹，大小不一，边界清楚，上有多层白色鳞屑，刮掉后有光滑薄膜，除掉此膜，可见有筛状出血点；皮疹呈钱币状、地图状、蛎壳状；指甲有针尖大小凹点，甲板混浊枯厚。正如《诸病源候论》所说："干癣，但有匡廓，皮枯索，痒，搔之白屑出是也。"

【病因病机】

中医学认为，该病多由平素血热，外受风邪，风盛则血燥，肌肤失养则增厚、脱屑；风燥日久，则会耗伤阴血，而致血虚血燥，则皮肤干燥，出层层鳞屑。清·《外科大成·白疕》曰："白疕……由风邪客于皮肤，血燥不能荣养所致"。

【取穴】

委中：腘横纹中央。

【方解】

委中为足太阳膀胱经之合穴，本经多血，故泻之可清热凉

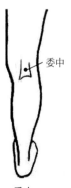

委中

血、泻毒。

【方法】

取三棱针，点刺该穴，再扣拔火罐或挤出血4～6滴；隔日治疗1次。

【注意事项】

① 注意防寒，避免感冒。

② 忌食羊肉、辛辣食品及酒酪。

③ 不宜用热水洗烫患处。

④ 不宜用刺激性外用药物。

⑤ 保持心态平和，忌忧思恼怒。

❽ 皮肤瘙痒症

皮肤瘙痒症，是一种皮肤瘙痒，但无原发皮损的皮肤病。中医称之为"风瘙痒""风痒""痒风"等。临床可见身体某处或全身瘙痒，但并无任何疹疥，特别是夜晚瘙痒尤甚，令人心烦难眠，甚至搔抓出血，仍不能解痒，皮肤上可见抓痕累累；一般成年人多发，尤其老年人。此病正如《外科证治全书》所讲："痒风，遍身瘙痒，并无疮疥，搔之不止。"

【病因病机】

中医学认为，该病多由风邪引起，"风盛则痒"。风有内风和外风之分，内风则为七情内郁，五志化火，血热生风；老年体虚，气血不足，血虚亦易生风；瘀血阻络，气血运行不畅，肤失濡养生风作痒。外风为外感风热之邪，侵袭肌腠，客于肌肤而作痒。隋·《诸病源候论·风痒候》曰："邪气客于肌肉，则令肌肉虚，真气散去。又被寒搏皮肤，外发腠理，闭毫毛，淫邪与卫气相搏，阳胜则热，阴胜则寒。寒则表虚，虚则邪气往来，故肉痒也。"

【取穴】

膈俞：第七胸椎棘突下，旁开1.5寸。

血海：髌骨内上缘上2寸。

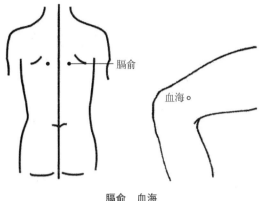

膈俞　血海

【方解】

膈俞为足太阳膀胱经俞穴，为血会穴，其能凉血、活血、通络、消风，"血行风自灭"，膀胱经又可清湿热、排秽浊；血海为足太阴脾经俞穴，脾能益气又能统血，故其可理气祛瘀、养血活血祛风；故二穴可濡养肌肤，祛风邪，止瘙痒。

【方法】

取三棱针，分别点刺以上俞穴，再扣拔火罐或分别挤出血4～6滴，每日治疗1次。

【注意事项】

① 调节情志，忌忧思恼怒。

② 忌食鱼腥发物和刺激性食物。

③ 忌用热水洗烫。

④ 不可搔抓皮肤，以免感染。

⑤ 内衣裤最好选用纯棉织品。

❾ 脂溢性皮炎

脂溢性皮炎是西医病名，中医则称为"面游风""白屑风""面游风毒"等。其是以面目瘙痒，起糠秕状鳞屑为特征的皮肤病。其临床多表现为：患处瘙痒，有油腻状白屑，皮肤发红，起粟疹，渐扩大融合，呈黄红色，痒如虫行。清·《外科大成》曰："面游风，初发微痒，次如蚁行，面目俱浮，更兼痛楚"。

【病因病机】

中医认为，其病因多为饮食不节，过食肥甘厚味及辛辣之物，以致湿热蕴积，湿热熏蒸于面；亦或风热之邪，外袭肌肤，客居肌腠，而诱发本病。此正如清·《医宗金鉴》所言："此证生于面上，初发面目浮肿，痒若虫行，肌肤干燥，时起白屑。次后极痒，抓破，热湿盛者流黄水，风燥盛者津血，痛楚难堪，由平素血燥，过食辛辣厚味，以致阳明胃经湿热受风而成"。

【取穴】

阿是穴：病患部位。

大椎：第七颈椎棘突下。

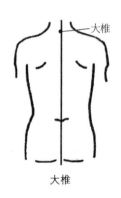

大椎

【方解】

阿是穴可以直达病所，快速取效；大椎为督脉俞穴，又与诸阳经交会，可清热祛风、活血止痒。

【方法】

取三棱针或梅花针，点刺或叩刺以上俞穴，挤出4～6滴血或扣拔火罐，留罐10分钟出血少许。

【注意事项】

① 忌食辛辣厚味、鱼腥发物、油腻食物及酒酪。

② 忌浓茶、浓咖啡。

③ 调节情志，忌忧思恼怒。

④ 多吃蔬菜水果。

⑤ 保持皮肤清洁，勿搔抓。

❿ 玫瑰糠疹

　　玫瑰糠疹是西医病名，其是一种多发于躯干、四肢近端，疹色紫红，上有少量白屑，呈椭圆形，长轴与肋骨平行的斑片状皮肤病。中医称其为"风热疮""血疳疮""子母癣"等。其临床多表现为：在躯干、股部或臀部生有淡红色或黄褐色斑片，数目较少，多为1～2个，周边微隆起，中间平，上覆薄薄白屑，有较度瘙痒，大的或先出的斑片为"母斑"，其长轴多与皮纹一致，日久色淡，可自行消退。《洞天奥旨》记载："风热疮，多生于四肢，胸胁。初起如疙瘩，痒而难忍，爬之少快，多爬久搔，未有不成疮者。甚则鲜血淋漓，似疥非疥。"

【病因病机】

　　中医认为，其病因多为素体血热，又外受风邪，风热相搏，外发肌肤；亦或腠理不密，风热侵袭，外伤皮毛；或过食辛辣、肥甘，内热蕴积，灼伤阴液，肤失濡养。此如隋·《诸病源候论》所云："风热之气，先从皮毛入于肺也。肺为五脏上盖，候身之皮毛，若肤腠虚，则风热之气先伤皮毛"。

【取穴】

大椎：第七颈椎棘突下。

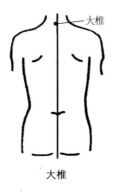

大椎

【方解】

大椎为督脉之俞穴，又与诸阳经交会，可清热祛风、凉血活血、祛邪止痒。

【方法】

取三棱针，点刺该穴，再用闪火法扣拔火罐，留罐5～10分钟，出血少许；隔日治疗1次。

【注意事项】

① 调节情志，切忌忧思恼怒。

② 避免汗出当风或浴后吹风。

③ 不可吃辛辣、油腻和鱼腥海味。

④ 不可用热水洗烫。

⑤ 避免搔抓。

⑪ 夏季皮炎

夏季皮炎，是西医病名。中医称之为"暑热疮"。其是由于感受暑热、暑湿，而邪克肌肤的皮肤病症。其临床多表现为：皮损处发红，微肿胀，继则出现细小丘疹或小水疱，有瘙痒，搔破后有少许渗出；伴有胸闷、口渴、心烦、食少、小便短赤。清·《疡科心得集》曰："夏令暑蒸炎热，肌体易疏，遇凉饮冷，逼热最易入内……客于肌表者，则为痱、为瘰、为暑热疮"。

【病因病机】

中医认为，其病因多为素体不强，血热内蕴，又感受盛夏酷暑之气，与血热相搏；或暑热湿闷，又贪凉饮冷，脾阳被遏，湿热内阻，外发肌肤；亦或肤腠不固，卫外失司，受毒光曝照，热毒内侵，而引发本病。此正如《河间六书》云："火旺于夏……或夏热皮肤痒，而以冷水沃之"。

【取穴】

委中：腘横纹中央。

【方解】

委中为足太阳膀胱经之合穴，别称"血郄"，其可清热泻火、凉血解毒。

委中

【方法】

先用止血带扎紧膝窝上方，再用三棱针快速点刺该穴，令其出血少许；每5日治疗1次。

【注意事项】

① 做好防暑工作，室内宜通风，室外需遮阳。

② 多吃水果和降温食品。

③ 经常洗浴，保持皮肤清洁。

④ 外涂药物应谨慎。

⓬ 虫咬皮炎

虫咬皮炎是西医病名。其是毒虫（蚊、臭虫、跳蚤、蜈蚣、蝎子、隐翅虫等）叮咬皮肤后所引起的皮肤疾病。中医则称之为"恶虫叮咬""虫咬伤""虫毒病"等。其临床多表现为：皮损多在暴露部位，轻者多在叮咬之处出现丘疹、疱疹、发红发痒，中有咬痕，周边有红晕；或被咬处出现红、肿、热、痛，燎浆水疱，剧烈疼痛；严重者可伴有高热神昏，谵语抽搐。

【病因病机】

中医认为，其病因多为禀赋不强，外受恶虫叮咬，虫毒入体，邪正相搏；或虫毒燔营灼血，以致引病。明·《外科正宗》曰："恶虫乃各禀阴阳毒种而生。见之者勿触其恶，且如蜈蚣用钳，蝎蜂用尾，恶蛇以舌螫人，自出有意附毒害人，必自知其恶也。凡有所伤，各寻类而推治。"

【取穴】

阿是穴：恶虫叮咬之处。

【方解】

阿是穴可直达病所，快速取效。

【方法】

取三棱针，快速点刺阿是穴，令其出血；再用闪火法扣拔火罐，留罐5～10

分钟，除去恶血。

【注意事项】

① 注意环境卫生，加强室外防护。

② 消灭有害昆虫。

③ 可备清凉油、止痒水等。

④ 患处不可用热水洗烫。

⓭ 带状疱疹

带状疱疹是西医病名。其是由水痘-带状疱疹病毒感染所引起的皮肤疾病。中医则称其为"缠腰火丹""蛇串疮"；老百姓则称之为"缠腰龙"。其临床多表现为：皮损多在单侧胁肋、胸腰部，呈炎性红斑、丘疹，丘疹群集成簇状，上有水疱，沿神经分布，排列成带状，患处痛甚，如针刺火燎，当疱液混浊，破溃时有水渗出，疱面糜烂，疼痛难当。亦或溃后干涸结痂，痂落后留有色素沉着。此如《外科大成》记载："俗名蛇串疮，初生于腰，紫赤如疹，或起水疱，痛如火燎"。

【病因病机】

中医认为，其病因多为七情不遂，忧思恼怒，郁久化火，蕴热成毒，毒火外发肌肤；或禀赋不强，肌腠失密，卫外不固，毒邪乘虚而入；亦或饮食不节，湿热内蕴，感受毒邪，邪滞肌腠，而诱发本病。清·《外科证治全书》记载："缠腰火丹，生腰肋间，累累如珠形，有干湿不同，红黄之异，干者色红赤，形如云片，上起风粟，作痒发热，属肝胆风热……湿者色黄，或起白水疱，大小不等，作热，烂流水，较干者更疼，属肝脾湿热。"

【取穴】

龙眼：握拳，在小指掌指关节尺侧的赤白肉际。

阿是穴：皮损部位。

【方解】

龙眼为经外奇穴，是治疗带状疱疹的经验穴，有清热利湿、解毒通络的作用；阿是穴可直达病所。

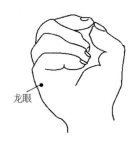

龙眼

龙眼

【方法】

取三棱针，点刺龙眼及阿是穴，阿是穴可点刺3~5针，令其出血；每日治疗1次。

【注意事项】

① 保持良好心情，切忌忧思恼怒。
② 忌食辛辣、煎烤食品及烟酒。
③ 保持患处清洁卫生。
④ 保持大便通畅。

⑭ 环状红斑

环状红斑是西医病名，中医则称其为"火丹瘾疹"。其临床多表现为：皮肤生红疹，逐渐扩大，中央消退，边缘隆起呈环状；或数环融合成花环形、弧形，或多环形、回纹形；可伴有低热或轻微瘙痒。此症多见于中年男女。

【病因病机】

中医认为，其病因多为感受暑热或风热、暑湿等外邪，邪入肌腠，阻滞经络，令气血循行受遏；邪侵血分，蕴积肌肤表面而成。

【取穴】

委中：腘横纹中央。

【方解】

委中为足太阳膀胱经之合穴，可清热、消风、凉血、通络。

【方法】

取三棱针，快速点刺该穴，放血少许；每5日治疗1次。

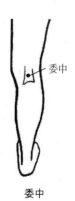

委中

【注意事项】

① 注意饮食卫生，不吃发霉、变质食品。
② 搞好环境卫生，消灭蚊虫。

③ 保持室内空气流通，避免潮湿。

④ 暑热季节可多饮绿豆汤、金银花露等。

⑮ 化妆品皮炎

化妆品皮炎是西医病名，中医则称其为"粉花疮"。主要是一些文艺工作者和经常化妆的中青年女性，由于接触油彩和化妆品而引起的面部皮肤病。其临床多表现为：在化妆的颜面区域出现针尖或粟米大小的丘疹及水疱，色红灼热，瘙痒；甚者水疱如赤豆大，破溃后糜烂，愈后有色素沉积；亦可成黧黑斑片，状若面尘。清·《疡医大全·粉花疮门主论》曰："粉花疮多生于室女，火浮于上，面生粟累，或痛或痒，旋灭旋起。"

【病因病机】

中医认为，本病多为禀赋不耐，血热壅积，肌腠失密，玄府不固，汗出受风；又外涂抹化妆品，令染毒侵袭肌肤，正邪相搏，引发此病。此如《洞天奥旨》所讲："粉花疮生于人面，窠瘘作痒，乃肺受风热也。此疮妇女居多，盖纹面感冒寒风，以致血热不活，遂生粉刺，湿热两停也"。

【取穴】

大椎：第七颈椎棘突下。

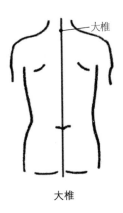

大椎

【方解】

大椎为督脉俞穴，又与诸阳经交会，故可疏风清热止痒、活血凉血养肤。

【方法】

取三棱针点刺或梅花针叩刺，令出血少许；再用闪火法拔罐，留罐5～10分钟，出血适量即可；隔日治疗1次。

【注意事项】

① 对于引起过敏的化妆品，不可再使用；使用新的化妆品前，应先在手臂内侧涂少许，看是否过敏，再决定使用。

② 少吃辛辣、油腻食品，多吃新鲜水果和蔬菜。

③ 不可使用劣质化妆品。

⑯ 头皮屑

头皮屑，应属于习惯性称谓。西医称其为"干性脂溢性皮炎"；中医则称其为"白皮癣""白屑风""头生白屑"等。其是以头皮瘙痒，不时有白色皮屑脱落为特征的皮肤病，以青年男女多见。其临床多表现为：头皮易出油，亦或干燥，头皮瘙痒，头皮上可有白色细薄或油腻鳞屑，如糠似秕，梳头或搔抓后，白屑飘下，日久可见头发稀疏。《外科正宗》说："白屑风多生于头、面、耳、项发中，初起微痒，久则渐生白屑，叠叠飞起，脱之又生"。

【病因病机】

中医认为，本病多因素体不强，喜吃鱼腥海味、肥厚辛辣之品，内生湿热，风邪外侵，侵袭毛发，化燥失养；或汗出肌腠开泄，卫外失固，风邪乘机而入，循经上行头面，酿成本病。清·《医宗金鉴》说："此证初生发内，延及面目，耳项燥痒，日久飞起白屑，脱去又生。由肌热当风，风邪侵入毛孔，郁久燥血，肌肤失养，化成燥证也"。

【取穴】

委中：腘横纹中央。

【方解】

委中为足太阳膀胱经之"合"穴，可以清热泻火、消风活血、祛瘀生新。

【方法】

取三棱针，快速点刺该穴，令其出血2～3滴即可；每周治疗1次。

【注意事项】

① 不要过食辛辣、油腻或含糖量过高的食品。

② 少饮浓茶、浓咖啡和酒，多吃新鲜蔬菜、水果。

③ 生活要有规律，不可熬夜。

④ 洗头不可太勤，更不可用含碱性高的洗发液。

⑤ 可经常做头部按摩，或由前向后梳头，每天3次，每次60下。

⑰ 斑秃

斑秃是西医病名。中医则称之为"油风""鬼舐头""油风秃"等，俗称"鬼剃头"。其是以头发突然成片脱落为特征的皮肤病。其临床多表现为：头发突然成片脱落，脱落处境界清楚，边缘整齐，头皮光滑发亮，上偶可见少量残发，易于拔除；同时可伴有头皮发痒、发痛、发麻；严重者，除全部头发脱光外，还会出现眉毛、胡须、腋毛、阴毛的脱落，被称为"普秃"。隋·《诸病源候论》曰："人有风邪在于头，有偏虚处，则发秃落，肌肉枯死，或如钱大，或如指大，发不生，亦不痒，故谓之鬼舐头。"

【病因病机】

中医认为，其病因多为七情不舒，五脏受累，气机不畅，气血失调，发失濡养；或素体虚弱，气血亏虚，肝肾不足，不能上荣于发；或嗜食辛辣、肥厚之品，湿热内蕴，上蒸巅顶，侵蚀发根；亦或瘀血阻络，新血不能养发，皆可致本病发生。明·《外科正宗》曰："油风乃血虚不能随气荣养肌肤，故毛发根空，脱落成片，皮肤光亮，痒如虫行，此皆风热乘虚攻注而然。"

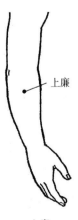

上廉

【取穴】

上廉：在阳溪与曲池连线上，曲池下3寸处。

阿是穴：毛发脱落部位。

上廉

【方解】

上廉为手阳明大肠经俞穴，阳明经多气多血，可以健脾胃、补气血、养血生发；阿是穴可以直达病所，快速取效。

【方法】

先取毫针刺上廉，再取三棱针或七星针密刺阿是穴，以微出血为度；每日治疗1次。

【注意事项】

① 保持心情舒畅，解除思想负担。
② 养成良好的生活规律，注意劳逸结合。
③ 注意饮食营养，多吃富含维生素的食物。
④ 经常做头部按摩或点穴。

⑱ 多形性红斑

多形性红斑，是西医病名。中医则称其为"猫眼疮""雁疮""寒疮"等。其是因皮损常为紫红色色斑，中心有水疱略凹陷，呈虹膜样，状似猫眼故命之；又因其好发于春秋两季的二、八月雁来时，故亦称之。其临床多表现为：皮损呈多形性如丘疹、斑丘疹、水疱或大疱，隆起，圆形，边缘高起，呈黯红或紫红；中心凹陷，呈紫斑或水疱，形似猫眼。本病好发于青年女性，多见于面部、前臂、小腿等处，此正如隋·《诸病源候论·雁疮候》曰："雁疮者，其状生于体上，如湿癣疿疡，多著四肢，乃遍身，其疮大而热，疼痛。得此疮者，常在春秋二月、八月雁来时则发，雁去时便瘥，故以为名。"

【病因病机】

中医认为，其病因多为饮食不节，嗜食辛辣、煎炸之物及油腻肥厚之品，以致湿热蕴聚，壅积体肤；或禀赋不强，卫外失固，外邪乘机内袭，令气血凝滞，经络阻塞；亦或血热之体，外受毒邪，毒热相合，充斥体肤，引发本病。清·《医宗金鉴》记载："此证一名寒疮，每生于面及遍身。由脾经久郁湿热，复被外寒凝结而成，初起形如猫眼，光彩闪烁，无脓无血，但痛痒不常，久则近胫。"

【取穴】

阿是穴：皮损部位。

【方解】

阿是穴可以直达病所，迅速取效。

【方法】

取三棱针，快速点刺该穴，出血少许即可；隔日治疗1次。

【注意事项】

① 不可滥服药物，更不可服用自身过敏药物。

② 患病期间忌食鱼腥海味和膏粱厚味。

③ 注意保暖，对患处加强护理，不可触破患处。

⑲ 鸡眼

鸡眼，中西医病名相同。其是以皮肤局部（在足部最为常见）生出圆锥形角质增生性损害，状似鸡眼为特征的皮肤病。中医根据其发于趾间，生肉有刺的特点，又称其为肉刺。其临床多表现为：在足趾、跖侧、足跟、趾间等部位，起黄豆大小、淡黄色、半透明、高出皮肤、圆锥状、根埋肉里、顶硬凸、中心凹陷、状似鸡眼者，压之疼痛，每每于行走之时，疼痛更剧，此证多见成年人。清·《医宗金鉴》说："此证生在脚指，形如鸡眼，故俗名鸡眼。根陷肉里，顶起硬凸，疼痛步履不得"。宋·《圣济总录》亦说："肉刺者，生于足指间，形如硬胝，与肉相附，隐痛成刺。"

【病因病机】

中医认为，其病因多为穿紧窄之鞋，长途行走，长时站立，或异物入肉，局部挤压，令气血凝滞，经络闭阻，气血不能荣养肌肤。此如隋·《诸病源候论·肉刺候》记载："肉刺者，由着靴急小，趾相揩而生也"。

【取穴】

阿是穴：病变部位。

【方解】

阿是穴可直达病所，快速取效。

【方法】

取三棱针，快速点刺该穴之中央，挤出少许血即可；每周治疗2次。

【注意事项】

① 不可穿过小或过硬的鞋。
② 足骨发生畸形者，需手术矫治。
③ 对皮损处不可滥用腐蚀剂。
④ 消除患处使用的刀剪需消毒。
⑤ 养成每晚用热水洗足的习惯。

⑳ 颜面疔疮

颜面疔疮是中医病名。其是指发生在颜面部位，以疮形小，但根深，坚硬如钉，毒重，邪易走散为特征的皮肤病。中医根据发病部位不同，又有不同名称，如"承浆疔""虎须疔""人中疔""锁口疔""眉心疔""眼疱疔""鼻疔""唇疔""迎香疔"等。其相当于西医发生在面部的疖、痈、蜂窝织炎。其临床多表现为：疔疮呈粟米样，色红，根深坚硬，状如钉头，可伴有红、肿、热、痛；还可伴有恶寒、发热、口渴、便干、溲黄等症。

【病因病机】

中医认为，本病多因饮食不节，恣食膏粱厚味、辛辣炙煿之物，使湿热蕴结化火成毒；或感受火邪，蚊虫叮咬，感染成毒，毒火聚积，阻滞经络而成。此正如《青囊秘诀》记载："人有生疔……不必论其大小，皆因脾胃之火毒也，最宜速散……然疔愈小，而其毒愈横也"。

【取穴】

委中：腘横纹中央。

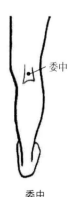

委中

【方解】

委中为足太阳膀胱经俞穴，又为其合穴，别名"血郄"，可泻血中蕴积的热毒，而消肿止痛。

【方法】

取三棱针，点刺该俞穴，令其出血适量，每日治疗1次。

【注意事项】

① 注意卫生，保持皮肤清洁。
② 戒除挖鼻子、拔胡须等不良生活习惯。
③ 对面部疔疮不可挤压和抠按。
④ 饮食宜清淡，勿过食辛辣肥厚、鱼腥发物及烟酒。
⑤ 保持大便通畅。

㉑ 丹毒

丹毒，是指皮肤上突然发生灼热疼痛，色泽鲜红，并伴有恶寒发热的急性感染性疾病。由于发病部位不同，名称亦有差异。生于头部者称"抱头火丹"；生于下肢者称"流火"；生于肋下、腰胯的称"内发火丹"；游走全身的称"赤游丹"。其临床表现为：多发生于下肢，可有恶寒、发热、口渴、厌食等症状；皮肤出现红斑，色赤如丹，疼痛，压之褪色，放手恢复；严重者，红肿局部可见瘀点、紫癜，渐转化为暗红、紫黑。隋·《诸病源候论·丹候》曰："丹者，人身体忽然焮赤，如丹涂之状，故谓之丹。或发手足，或发腹上，如手掌大，皆风热恶毒所为。重者，亦有疽之类，不急治，则痛不可堪，久乃坏烂。"

【病因病机】

中医认为，本病多因血分有热，又受火毒侵袭，毒热凝聚，蕴积阻络；或皮肤黏膜受损，或蚊虫叮咬，搔抓肤破，毒邪乘机而入，蕴阻皮肤，不得宣泄而外发体肤。

【取穴】

委中：腘横纹中央。

膈俞：第七胸椎棘突下，旁开1.5寸。

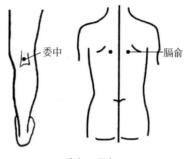

委中　膈俞

【方解】

委中为足太阳膀胱经之合穴，可以清湿热、泻秽浊；膈俞又为血会之穴，可以清热、凉血、活血，泻血中之毒火。

【方法】

取三棱针点刺以上俞穴，再用闪火法扣拔火罐，放出血少许。

【注意事项】

① 治疗工具严格消毒，避免交叉感染。

② 饮食宜清淡，忌食辛辣、肥甘厚味及鱼腥发物。

③ 加强锻炼，增强免疫力。

面部疾病

❶ 目赤肿痛

目赤肿痛，西医又称其为流行性结膜炎。是细菌感染或病毒所引起的传染性眼病。中医又称其为"赤眼""风火眼""天行赤眼"，俗称"红眼病"。临床表现为：白睛红赤，涩痒，灼痒，浊热疼痛，眦泪交黏，有黏性分泌物，一般一眼先发，亦可双眼同时发病，春秋两季多发。

【病因病机】

中医学认为，其多由外感时邪所引起。风热之邪，客于肺经，经气阻滞，热邪上犯于目；或饮食不节、脏腑积热，复感时邪，内外合邪，上扰于目而发。

【取穴】

太阳：眉梢与目外眦之间向后约1寸凹陷中。

头维：额角发际直上0.5寸。

【方解】

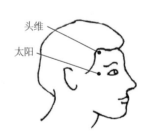

头维　太阳

太阳为经外奇穴，位于眼旁，点刺出血可清热明目；头维为足阳明胃经俞穴，又为足阳明、足少阳与阳维脉交会穴，可疏风清热凉血。

【方法】

取三棱针，分别点刺以上俞穴，各挤出血少许即可，隔日治疗1次。

【注意事项】

① 注意休息，保障睡眠。

② 调整心态，勿忧思恼怒。

③ 不吃辛辣、烧烤食品。

④ 注意眼部卫生，不可用手揉眼。

❷ 麦粒肿

此病为在眼睑部位引发的一种急性化脓性炎症性疾病，形似麦粒，故名之。其临床多表现为：初起多感眼睑部位或上眼皮或下眼皮边缘处发痒，继则在眼睑部位出现红肿、硬结、疼痛；亦或眼部有不舒、红肿、压痛，翻转眼睑，观睑结膜充血，以后有黄色脓点。此症一般轻者多可自愈，重者需开刀引流排脓。中医则称其为"针眼""偷针眼""土疖""土疡"。隋代《诸病源候论》指出："人有眼内眦头忽结成疱，三五日间，便生脓汁，世呼为偷针"。

【病因病机】

中医认为，本病多因禀赋不强，外感风热之邪，外邪客于眼睑，火烁津液，变生疖肿；或饮食不节，过食肥甘厚味、辛辣炙煿之品，湿热蕴积脾胃；或心肝之火循经上炎，热毒蕴聚于胞睑，发为疖肿；亦或脾虚湿热，上窜攻于目，热毒炽盛聚结于眼睑而生肿痛。此正如《证治准绳》所述："土疖证，谓脾上生毒，俗呼偷针眼是也。有一目生又一目者，有止生一目者。有邪微不出脓血而愈者，有犯触辛热燥腻、风沙烟火……因风乘虚而入，头脑俱肿，目赤肿痛者。"

【取穴】

耳尖：折耳向前，耳郭上方的尖端处。

【方解】

耳尖为经外奇穴，有清热、泻火、凉血、解毒的作用。

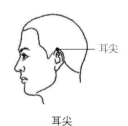

耳尖

【方法】

取三棱针，快速点刺该穴，挤出4~6滴血，隔日治疗1次。

【注意事项】

① 注意卫生，切莫用手触摸、挤压患处。

② 不可吃辛辣、烧烤、煎炸食品及酒酪。

③ 多吃新鲜的蔬菜和水果。

❸ 斜视

斜视，是西医病名。其是指双眼的眼位表现有偏斜现象，两眼不能同视目标，当一眼注视目标时，另一眼则偏离目标。斜视一般分为共同性斜视和麻痹性斜视两种，麻痹性斜视也被称为非共同性斜视。中医则称其为"目偏视""双目睛通"。临床多表现为：自幼小就发生单眼或双眼的斜视，或向内或向外，黑睛的转动受限，可伴有禀赋不强、面色少华或心烦头晕、头痛恶心等；严重斜视者可视一为二。明·《证治准绳》曰："谓目珠不正，人虽要转而目不能转……吊偏珠子，是以不能运转"。

【病因病机】

中医认为，本病多因素体不强，脾胃虚弱，络脉空虚，风邪乘虚而入，目系拘急而成；或肝肾阴虚，肝风内动；亦或遭受外伤，损伤经络，经脉弛缓，目珠维系失衡而成。隋·《诸病源候论》曰："人腑脏虚而风邪入于目，而瞳子被风所射，睛不正则偏视"。

【取穴】

耳尖：折耳向前，耳郭上方的尖端处。

【方解】

耳尖为经外奇穴，可祛风、活血、通络，有助目珠恢复常态。

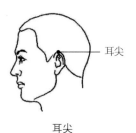

耳尖

【方法】

取三棱针，快速点刺耳尖，挤出4～6滴血。

【注意事项】

① 不可长时间斜视某一特定目标。

② 注意眼睛的休息，防止过度疲劳。

③ 可适当做眼周穴位的按摩。

④ 病情严重者，可配合体针或手术治疗。

❹ 夜盲症

夜盲症，俗称"雀蒙眼"。其是指在白天或光亮处视觉正常，但一旦到了晚上或光线暗处则视物不见的一种视觉障碍性病变。隋·《诸病源候论》说："人有昼而睛明，至瞑便不见物，谓之雀目。"其临床多表现为：白天视觉正常，但是一到晚上或在光线较暗之处，则视物不清，分辨不出周围的环境。很像夜晚之中的鸟儿，夜则不能视物。一般多同时伴有神疲乏力、少气懒言、双目干涩、面色不华、肢体麻木等。此症多见于少年儿童。

【病因病机】

中医认为，本病多因禀赋不强，体质虚弱，气血不足，不能上承濡养目睛；或肝肾阴虚，精血不足，目失颐养；亦或经络阻滞，气血闭阻，精血不能上输于目，故而形成本病。此正如唐·《银海精微》记载："肝虚受邪热所伤，经络凝滞不和，阴阳不和，荣卫不通，夜至昏也。"

【取穴】

肝俞：背部，第九胸椎棘突下，旁开1.5寸。

委中：腘横纹中央。

【方解】

肝俞、委中皆为足太阳膀胱经俞穴，肝俞又为肝之背俞穴，肝开窍于目，故可补肝肾、养目窍；委中又为膀胱经之"合"穴，膀胱和肾相表里，故其可理气活血、疏通经络、调养气血、濡养目窍。

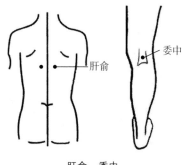

肝俞　委中

【方法】

取三棱针，分别点刺以上俞穴，各出血少许，每周治疗2次。

【注意事项】

① 调节情志，避免暴怒。
② 饮食清淡，少吃辛辣食品及酒酪。

❺ 上睑下垂

上睑下垂，是西医病名。中医则称之为"睑废""胞垂""目睑""垂缓""上胞下垂"等。其是以上胞不能自行提起，掩盖部分或全部瞳神而影响视物为特征的疾病。其有先天和后天之分，可分单睑发病或双睑发病。临床多表现为先天性下垂：自幼上睑下垂，半遮瞳仁，视物常需用手提扶，可见眉毛高耸。后天性下垂：眼裂变窄，上举无力，晨起较轻，午后较重，劳累后更严重，可伴面色少华，体乏无力。《目经大成》曰："视目内如常，自觉亦无恙，只上下左右两睑，日夜常闭而不能开，攀开而不能眨……以手拈起眼皮方能视。"

【病因病机】

中医认为，本病之先天性睑下垂，多因禀赋不强，脾肾两虚，上睑提肌气血不足，得不到气血濡养；后天睑下垂，多为脾虚气弱，脉络失养，外受风邪，上扰胞睑。宋·《圣济总录·眼目门》曰："眼睑垂缓者，以血气不足，肤腠开泄，风邪客于睑肤，其皮垂缓，下复睛轮。"

【取穴】

鱼腰：瞳孔直上，眉毛中。

【方解】

鱼腰为经外奇穴，其位于病灶旁，有利于改善局部气血运行，加强对上睑提肌的滋养，以提高其提升之力。

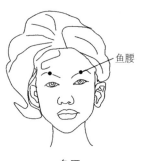

鱼腰

【方法】

取三棱针，快速点刺该俞穴，挤出5~7滴血，每周治疗2次，5次为1个疗程。

【注意事项】

① 注意患处保暖，不可直吹电扇或冷风。
② 劳逸结合，不可过度疲劳和熬夜。
③ 如因其他疾患引起，必须治疗原发病。

❻ 慢性唇炎

慢性唇炎，是西医病名。中医则称之为"唇风""驴嘴风""舐唇风""紧唇""沈唇"等。其是以口唇肿胀痒痛，糜烂脱屑为特征的皮肤病。此病多见于青年女性和儿童，以下唇发病最为多见，严重者可累及上唇，一般多发于冬春季节。其临床多表现为：患者平日多喜舐唇，初起下唇患处可有红肿、发痒，破裂流水，痛甚；继则脱屑，下露鲜红嫩肉，日久结成痂皮，反复发作，状如唇红无皮。正如清·《医宗金鉴》记载："此证多生下唇，由阳明胃经风火凝结而成。初起发痒，色红作肿，日久破裂流水，疼如火燎，又似无皮，如风盛则唇不时瞤动。"

【病因病机】

中医认为，其病因多为禀赋不耐，过食肥甘厚味及辛辣之物，湿热内蕴，上蒸口唇；或劳逸不调，思虑过度，脾运受阻，湿邪不运，聚积化火，上蒸于口；亦或舐唇、咬唇等不良习惯，伤及络脉，风邪乘机侵扰，郁结诱发。此如隋·《诸病源候论·紧唇候》所言："脾胃有热，气发于唇，则唇生疮，而重被风邪寒湿之气搏于疮，则微肿湿烂，或冷或热，乍瘥乍发，积月累年"。

【取穴】

大椎：第七颈椎棘突下。
合谷：在手背，第一、二掌骨间，约平第二掌骨中点处。
厉兑：第二趾末节外侧，指甲角旁约0.1寸。

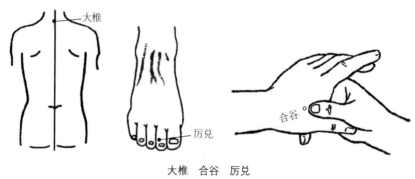

大椎　合谷　厉兑

【方解】

大椎为督脉俞穴，又与诸阳经交会，督脉通于口唇，故大椎可清退湿热、祛风养唇；合谷为手阳明大肠经之俞穴，又为其"原"穴，"面口合谷收"，故其可清泄阳明之热，而濡养口唇；厉兑为足阳明胃经之俞穴，又为其"井"穴，阳明经循行于口唇，故其可清热泻火、除湿养唇。

【方法】

取三棱针，将以上俞穴分别点刺，各出血0.5毫升，隔日治疗1次，5次为1疗程。

【注意事项】

① 克服舔唇、咬唇、用手剥撕唇皮的不良习惯。

② 少吃辛辣、烧烤、油腻食品。

③ 平日唇干，可涂润唇膏。

④ 避免长时间的风吹日晒。

❼ 舌肿难言

舌肿难言，是以舌体肿大，妨碍言语，甚至妨碍进食为特征的疾病。西医称之为水肿性巨舌，中医则称之为"舌胀""舌肿强""紫舌肿""木舌"等。其临床多表现为：突然舌体肿大，渐至满口，色紫苔腻，舌体木硬疼痛，妨碍饮食和说话，严重者阻塞气道，呼吸不利；同时伴有心烦不宁、肌肤灼热、大便秘结等。清·《外科证治全书》记载："一名木舌。舌肿，色如猪肝，胀塞满口，坚硬疼痛，不能转动，粥药不入，乃心脾壅热。"

【病因病机】

中医认为，其病因多为饮食不节，嗜食肥甘厚味及辛辣、烧烤、酒酪之品，湿热内蕴，上蒸舌体；或忧思恼怒，五志化火，心火炽盛，心开窍于舌；亦或禀赋不强，食入发物，化毒化火，以及脾胃虚弱，寒湿内蕴，中土受遏等均可诱发本病。隋·《诸病源候论·舌肿强候》说："心脾虚，为风热所乘，邪随脉至舌，热气留心，血气壅涩，故舌肿。舌肿脉胀，急则舌肿强。"

【取穴】

金津、玉液：舌下系带两侧静脉上，左为金津，右为玉液。

【方解】

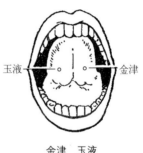

金津　玉液

金津、玉液为经外奇穴，位于舌下，可以迅速除瘀、除肿、活血、泄热、通经，而令气血调和。

【方法】

术者左手用消毒纱布捏住舌体，向外上方牵引，暴露穴位；右手用三棱针缓刺，放出污血。

【注意事项】

① 调整心态，忌忧思恼怒。
② 忌食鱼腥海味动风之品。
③ 保持口腔卫生。
④ 忌食辛辣、烧烤、煎炸食品以及烟酒。

❽ 咽喉肿痛

咽喉肿痛是以咽喉红肿疼痛，吞咽不利为特征的疾病。其隶属于中医学喉痹、急喉风、慢喉风、乳蛾、喉蛾的范畴。常见于西医学的急性咽炎、扁桃体炎、扁桃体周围脓肿、咽后脓肿、咽旁脓肿、急性喉炎等病。其临床多表现为：

发病突然，咽部红肿、疼痛，吞咽不便；多同时伴有头痛、恶寒、咳嗽及食欲不振等。《杂病源流犀烛》曰："喉痹，痹者闭也，必肿甚，咽喉闭塞"。《诸病源候论》亦说："喉痹者，喉里肿塞痹痛，水浆不得入也。"

【病因病机】

中医学认为，其病因多为起居不慎，卫外不固，风热之邪入绕喉部；或饮食不节，嗜食辛辣、煎炸、烧烤之物，热蕴肺胃，循经上扰，风火热毒，蕴结咽喉；亦或禀赋不强，体虚之人，肺肾阴虚，虚火上炎，熏灼咽部而发本症。《医学汇海》说："喉痹，喉嗌闭痛也。以有形而肿者为乳蛾；无形而红且痛者为喉痹，且有风寒风热之分"。

【取穴】

少商：手拇指末节桡侧，指甲角旁约0.1寸。

内庭：在足背，第二、三趾间缝纹端。

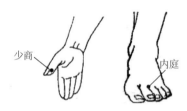

少商　内庭

【方解】

少商为手太阴肺经之俞穴，系于咽喉；内庭为足阳明胃经之荥穴，可清泄肺胃蕴积之热邪，清热降火。

【方法】

取三棱针点刺以上俞穴，分别出血少许，每日治疗1次。

【注意事项】

① 忌食辛辣、烧烤、煎炸食品，戒除烟酒。

② 避免吸入刺激性或有害气体。

③ 注意休息，少讲话。

④ 锻炼身体，提高机体免疫力。

⑨ 鼻衄

鼻衄，是中医病名。俗称鼻出血，是临床常见的一种症状。中医学对鼻腔出血量少的称为"鼻衄"，对于出血量大的则称为"鼻红""鼻洪"。鼻衄临床多表现为：鼻腔单侧出血，也可从一侧鼻腔经鼻咽流向对侧。少量出血多为涕中带血，大量出血多由两侧鼻孔同时涌出，血色多鲜红或深红；同时多可伴有面色苍白、头晕目眩等症。隋·《诸病源候论》说："脏腑有热，热乘血气，血性得热即流溢妄行，发于鼻者，为鼻衄。""肺主气而开窍于鼻，肝藏血，血之与气，相随而行，俱荣于脏腑。今劳伤之人，血虚气逆，故衄。衄者，鼻出血也。"

【病因病机】

中医认为，其病因多因禀赋不足；风热袭肺，肺气通于鼻，肺火上炎；或饮食不节，嗜食辛辣、炙煿之品，令湿热蕴积，胃火炽盛，胃经起于鼻翼旁，胃火迫血妄行；亦或忧思恼怒，七情郁结，虚火上炎，血随火升，伤及鼻络而出血。此如《针灸大成》所言："鼻衄不止……问曰：此症缘何而得？出血不止。答曰：血气上壅，阴阳不能升降，血不宿肝，肝主藏血。血热妄行，故血气不顺也。"

【取穴】

商阳：食指桡侧指甲角旁约0.1寸。

【方解】

商阳为手阳明大肠经之"井"穴，其经上行分布在鼻孔两侧，与足阳明胃经相接。故其可清热泻火，清鼻窍之火，以止衄。

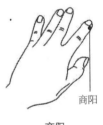

商阳

【方法】

取三棱针点刺该穴，挤血4～6滴即可。

【注意事项】

① 养成不随意抠挖鼻孔的习惯。

② 平衡饮食，不可过食辛辣、煎烤食品。

③ 每日三餐的菜肴中，应有一半以上的蔬菜。

⑩ 暴聋

暴聋是中医病名。西医称之为突发性耳聋。其是指发生于一瞬间或最长不超过48小时，耳聋即达高峰的一种感音性耳聋。其临床多表现为：突然单侧耳聋，或有耳鸣，或感耳内有阻塞及胀满感；可伴有头痛、眩晕。本病多见于青年、中年及老年人。

【病因病机】

中医认为，其病因多为七情不调，内伤情志，肝郁气滞，郁久化火，循经上扰清窍；或饮食失节，饮酒厚味，生湿生痰，痰火蒙蔽清窍；或禀赋不强，卫外不足，外感风邪，亦或肾阴不足，劳倦纵欲，精血不能上承等均可致病。

【取穴】

中冲：中指尖端的中央。

商阳：食指桡侧指甲角旁约0.1寸。

【方解】

中冲为手厥阴心包经之"井"穴，其在五行中为木，故其可泻肝胆之郁火；商阳为手阳明大肠经之"井"穴，阳明经多气多血，故其可祛风清热、活血补血，以濡养耳窍。

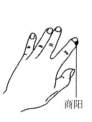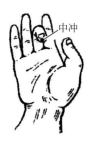

中冲　商阳

【方法】

取三棱针点刺以上俞穴，各出血3～6滴，隔日治疗1次。

【注意事项】

① 调节情志，忌忧思恼怒。

② 生活要有规律，劳逸结合。

③ 节制房事。

④ 保持耳道清洁。

践行篇

刺血疗法以其"简、便、效、廉"的特点，深受广大民众的喜爱。即使一些大的医家对其也倍加推崇。明代针灸名家杨继洲就曾在其著作《针灸大成》中对针砭刺络指出："盖针砭所以通经脉，均气血，蠲邪扶正，故曰捷法最奇者哉"。

一、让你亦学会刺血

刺血法简单、实用，治疗范围非常广泛，尤其是当面对"看病贵、看病难"时，刺血法更适合广大民众掌握和使用。不仅可以自己应用，而且更可帮助他人。以下则是学员们临床实践的几则案例。

1．帮女儿治便秘

宣某，女性，今年52岁，退休职工。

退休后的这两年，由于中医热、养生热，让宣某也不知不觉地投入到这一热潮中来了。宣某学习了艾灸，不但自己能保健，还能帮别人治病。这里的乐趣真是不可多状。前几天，宣某听老师讲述了刺血疗法，感到这方法好，简单实用。在讲课现场还观摩了老师演示，操作方法不难，就想回去后尝试给女儿治一下便秘。

宣某女儿今年28岁，在外企当白领，有便秘的毛病。尤其是当老师在会上讲到，长期便秘不仅会导致皮肤灰暗、粗糙，更重要的是目前美国科学家发现便秘和乳腺癌有关，这真让宣某吃了一惊。

宣某女儿便秘已经有十来年了，是地地道道的老病号，虽然她4～5天，甚至6～7天才大便一次，却也没有感到任何不舒服。为了治疗，也曾多次去医院，吃中药、西药，每天早晨喝蜂蜜水，但都是喝时有效，不喝依然如故。连她自己都有疑问：肚子里哪来的那么多毒素呢？最后索性不管它了。

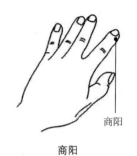

商阳

为了慎重，宣某想在老师的指导下帮其刺血治疗。老师经过"望、闻、问、切"，断定宣某女儿的便秘是"热秘"，并说这和她经常和"闺蜜"们一起吃麻辣烫、烧烤等不良的饮食习惯有直接的关系，正是由于饮食不节，内伤肠腑，令大肠壅塞，造成传导失司。

治疗，老师选择了更为安全的采血针让宣某用。同时，他为女儿一只手的商阳放了血，挤出4～6滴，让宣某照样做，为另一只手的穴位放血。当宣某小心翼翼地刺血后，女儿告诉她一点都不痛，这无疑更增加了宣某的信心。这时，老师还告诉了宣某刺商阳的作用，商阳是手阳明大肠经的"井穴"，大肠经多气多血，泻血则可清腑泄热，腑通则便通。同时，老师告诉宣某，刺血商阳除治疗便秘外，还可治鼻出血和咽喉肿痛，并说这叫"异病同治"。临告别时，老师再三叮嘱，每隔3日再为其刺血1次。

老师的话，女儿还真听，不单生活有规律了，饮食习惯也逐渐回归正常了。现在"回归自然""养生"也成了她和闺蜜们的口头禅。宣某为她做了一个疗程的治疗，共5次的刺血，她的便秘彻底治好了。

2. 自我治疗荨麻疹

赵君，女，33岁，某企业会计。

某天晚上，赵君陪客户喝了点酒，吃了涮羊肉，当时什么事也没有，回家睡觉时却发现皮肤瘙痒，而且越搔越痒，害得她整夜都没有睡好。第二天上午好了一点儿，但下午又痒了，她掀开衣服一看，有好几块大片大片粉白色的风团，此起彼伏，得上了荨麻疹。

荨麻疹就是中医里的"鬼风疙瘩"，赵君之所以能得此病，不外吃火锅、喝酒后身体内很热，出外透气受了点风，风邪入体内发作生痒起疹。

怎么治疗呢？赵君决定用刚学会的刺血法治疗。

刺血，赵君选择的穴位是曲池和血海。其中曲池有通经络、行气血、疏风清热的作用，血海能够凉血、养血、活血止痒。中医有"治风先治血，血行风自灭"之说，取这两个穴位，绝对不会有错。

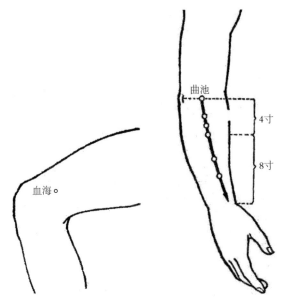

曲池　血海

治疗时，赵君先用三棱针点刺了双膝上的血海，再用使用方便的橡胶罐，扣拔在穴上，留罐5分钟。随后，再在曲池上如法炮制。这两个穴泻出的都是黑红色的血，看来体内邪毒还真不少。

刺血后一刻钟的功夫，就感觉皮肤不痒了，再掀开衣服看，荨麻疹早已消失得无影无踪了。

3. 帮同事治愈红眼病

"红眼病"是俗称。西医称之为流行性结膜炎，有传染性。但对此不必谈虎色变，用中医刺血的方法治疗，往往有手到病除的治疗效果。

阿梅在某公司做文员，一天刚上班不久，就有人对她说，阿兰可能得了红眼病了。阿兰是阿梅的小姐妹，做销售工作，整天迎来送往，接触人不仅多，还经常有饭局。前两天，两人在闲谈时，阿兰还诉说最近吃辣椒太多，都有点儿上火了，眼睛不仅长眼屎，还发痒。并边说边用手去揉眼。阿梅随即告诉阿兰要注意卫生，晚上回家上点红霉素眼药膏。怎么，不仅没好，还反倒严重了？

一见到阿兰，就发现她两眼的白眼珠有一半变成红赤，而且还眼泪汪汪，这是典型的红眼病呀。应该是由于饮食不节，肺胃壅热造成的。

阿梅取出三棱针和酒精棉球，先将阿兰耳尖揉搓
充血后，进行消毒，再用三棱针点刺，并马上用双手
挤捏出4～6滴血。治疗完毕后，阿梅叮嘱阿兰晚上可
用15克黄连煮水熏洗眼睛。

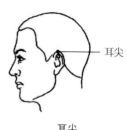

耳尖

耳尖

一连治疗了3次，阿兰的红眼病就治好了。现在，
阿梅的治疗技术已经在单位里小有名气了，连老总都
对她刮目相看。

二、刺血是快捷取效的方法

采用刺血法治病，见效甚快，往往有应手之速。这是因为疾病的产生，多为
气血不和，经络阻滞。正如孙思邈在《千金翼方》中指出的："凡病，皆由气血
壅滞，不得宣通"。故治疗应遵循《黄帝内经》之旨，《素问·血气形志篇》说：
"凡治病必先去其血"。刺血则通过放出适量的血液，"通其经脉，调其气血"，病
安不速愈？

1. 除去粉瘤弹指间

一日，接到老朋友邬总的电话，其在电话中诉说，半年前在左侧后腰上发现
了一个小包块，也就樱桃大小，不痒不痛，没太在意。最近偶然摸起，却感觉变
大了许多，摸上去大约有鸽子蛋大小，虽然仍然没有什么感觉，却总不免心里有
点忐忑不安，真怕会恶变。为了安全起见，就到医院检查，大夫说是"粉瘤"，
需要做手术治疗。对于手术，其心里还真有些打鼓，放心不下，想请我看看用中
医能不能治。在电话中，我一面安慰邬总，又一面和他约定时间，当面诊视后才
能确定。

邬总如期而至。我马上对他后背的"粉瘤"进行了检查：病灶在后背左侧靠
下，鸽子蛋大小，漫肿，表皮紧张外凸，略带青色，顶端有黑绿色色点，按压柔
软，无压痛。此确为"粉瘤"无疑。在检查时，邬总问我此病是如何得的。我遂
告之，中医认为此症的病因多为饮食不节，嗜食肥甘厚味、辛辣、煎烤食品，以
致湿热内蕴；又由于办公室久坐，久坐伤脾，脾气不足，湿热之邪凝聚成痰，随
气留滞，凝结于肌腠而成。并告诫其要改掉不良的饮食习惯，适当进行体育锻
炼。至于治疗，我为其选择刺络泻血。并告之，此法见效快，不需注射麻药，更

不用挥刀弄剪，只需用针刺几下，排出囊肿内的邪毒，一两日即可痊愈。邬总十分高兴，忙说："赶快，赶快。"

首先对其囊肿表面进行了常规消毒，再用三棱针对中央部位点刺了3下，随之用火罐扣拔之。很快就看到从创口部位有白色粉渣样物质和鲜血一起排出；留罐5分钟后，起罐。再用双手对病灶处进行了挤压，将粉渣物彻底排出。随后用创可贴敷贴在创口处，避免感染。治疗用了仅仅10分钟就结束了。

一周后，电话追访，邬总告之已愈；半年后，偶遇复问之，未再复发。

粉瘤，是中医病名，西医称之为皮脂囊肿。清·《洞天奥旨》说："盖粉瘤大而必软，久则加大，似乎有脓而非脓也，乃是粉浆藏于其内，挤出宛如线香焚后之滓"。治疗则应遵循陈士铎之语："破而去其脂粉，则愈"。用此方法，曾先后治疗过多个病例，无一例外，皆痊愈。

2. 刺血快除毛囊炎

毛囊炎，是常见病。许多人得过，我本人也曾得过。毛囊炎的病因，许多人却并不完全清楚，大多数人认为和头部的卫生有关，以为不经常洗头，头发太脏是其罪魁祸首。而事实呢？并不完全如此。

毛囊炎是西医病名，中医称其为"发际疮"或"卷毛疮"。《证治准绳·疡科》说："发际疮……左右发际初起如粟米，头白肉赤，热痛如锥刺……始因风湿上攻发际……状如芡实，漫肿寒热，或痛或痒者，发际疽也，此由风热上壅所致。"其病因，中医认为多因脾虚湿盛，湿热互结，又感受热，互相聚结成疮成毒；亦或阴虚火旺，火灼经脉，气血闭阻而成。清·《医宗金鉴·外科卷上》说："此证生项后发际，形如黍豆，顶白肉赤坚硬，痛如锥刺，痒如火燎，破津脓水，亦有浸淫发内者。此内郁湿热，外兼受风相搏而成也。"治疗则以中医为最好，可口服中药，可用中药煮汁外洗，亦可采取刺络泻血等。但诸法中，我认为以刺血为最佳，不仅效果好，疗程短，而且屡试不鲜。

某日，广州乐从的沈先生前来求治。沈先生是当地某五金厂的老板，与我相识多年。其自述：患毛囊炎一年多，主要发生在头部和后颈，色红，顶上有脓

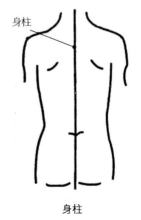

身柱

头,又痒又痛,特别是每当洗头时,刺痛得更厉害;最近半年来,生意难做,三角债搞得有点焦头烂额,不仅经常失眠,口腔溃疡也经久不消,毛囊炎好像也加重了,不仅数量多了,个儿也变大了,而且层出不穷,痛痒交加,十分难忍。他再三向我追问:自己从不饮酒、吸烟,不吃辣椒,此病究竟是怎么得的?我即告之:"你的病,主要和工作有关。"其不理解,"你岂不闻《内经》云:'诸痛痒疮,皆属于心',你的工作压力大,心绪烦扰,产生心火,心火亢盛则导致血热,血热上浮,上扰清窍则失眠;血热外发,则生疮疡、口腔溃疡"。他恍然大悟,忙追问如何治疗?我告之,可用刺血法,很快会痊愈。刺血,我为其选取的是身柱,刺后拔罐,当血液由紫黑色变成鲜红色时,则取罐。同时告之,隔日再治疗1次。

当他第二次来时,兴冲冲地告诉我,这两天睡眠好了,口腔溃疡也不见了,头上的毛囊炎也不痛了。我看了看,发现头上的毛囊炎已变小,新的没有再生。我告诉他,必须坚持治疗,才能痊愈。

3. 皮肤真的不痒了

"皮肤真的不痒了,我现在可以睡个安稳觉了。"说此话的是殷总,45岁,女性。殷总最近的工作很忙,家事也较多,导致情绪不佳,这让本来就睡眠不佳的她更是雪上加霜。每到夜晚躺在床上,辗转反侧直至天明。这可让她痛苦不堪,更让她意想不到的是,两肘部出现皮肤瘙痒,可恶的是白天不痒,晚上才痒,而且怎么挠都不解气,只有挠的皮肤见了血,方才罢休。

为此,她曾到医院看了西医,医生给她开了镇静药和外涂的药膏,因惧怕有副作用,没敢使用。在朋友的介绍下,她来改看中医。经查:两肘部皮损对称,有银元大小,表面粗糙,呈苔藓化,上有白色鳞片状脱屑,并有累累抓痕。此证应确诊为神经性皮炎。殷总百思不得其解地问:"究竟怎么传染的?"我告诉她:"此病并非传染所致,而是情绪不佳,精神紧张,心情抑郁,久郁化火,血热生风,肌肤失养所得。"她听后感慨道:"心情还和皮肤有关,这使我又增长了知识。"

治疗,我采用的是在皮损局部用密刺法,放出瘀血邪毒,以生新血养皮肤。我先使用梅花针在皮损处由外向内叩刺,刺至皮肤出现许多红色出血点,再用闪火法扣拔火罐,留罐5~10分钟,出血由黑变红变清。此正如张子和在《儒门事亲》中自叹道:"百日之苦,一朝而解"。

三、刺血亦可治急症

刺血法不仅被广泛用于治疗常见病，而且对一些急症、疑难病，亦往往有意想不到的治疗效果。在历史上，扁鹊就曾用刺血法治疗虢太子的"尸厥"；华佗用刺血法治疗曹操头痛欲裂的"头风症"；唐侍医秦鸣鹤用刺血百会、脑户，治愈了唐高宗的"头眩不能视"，这些都被传为佳话。随着时代的进步，刺血法不断充实、提高，被更多的医家使用。

1. 头欲裂　刺血解头风

头痛，是指以头部疼痛为主要临床表现的病症。其为常见病，人们一般不认为是什么大病。但是其真正发作起来，还真有让人痛不欲生之感。至于病因，中医里有一句名言叫做"通则不痛，痛则不通"。认为其多是由于外感六淫之邪或内伤情志，亦或外伤等引起气血逆乱，经络闭阻，头失濡养而引发疼痛。清代名医唐容川曾在《血证论》中说："经隧之中，既有瘀血踞住，则新血不能安行无恙"。治疗，则应刺破疼痛局部，"先去其血"，通过"通其经脉，调其气血"，使经络通畅，气血充和，头痛自然可止，此即所谓"通则不痛"。

我在马来西亚曾治过一位头痛欲裂的头风患者，运用刺络泻血法治之的确有随手之效。"头风"是马来西亚华人对头痛病的称谓。在中医，头风是指头痛日久不愈。《医林绳墨》曰："头风之病，亦与头病无异，但有新久去留之分耳"。中医认为，头为诸阳之会，精明之府，唯有风邪可达之，风邪上扰清空，邪入深久，瘀塞经脉，气血闭阻则头痛乃生。

此杨姓患者乃马来西亚华人，女，54岁，是某公司的董事长。一日，当我正在睡觉之时，听到隔壁房间里传来痛哭之声，并伴随一阵嘈杂，很快就有人来敲我房门，原来是杨董的家人，其匆忙告诉我，杨董半夜突然头痛得非常厉害，吃了止痛药也没止住，痛得直想用头撞墙，请我赶快帮忙过去诊治一下。

一见杨董，其已改往日的楚楚仪表，而是头发蓬乱，面色发青，痛哭流涕，虽被人拉扯着，还不时用

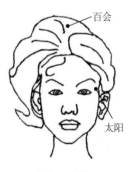

百会　太阳

拳敲打自己的头，并告诉我，其头像要裂开一样的痛。本着"急则治其标"的宗旨，我马上用三棱针点刺其百会和太阳，并分别挤出6～10滴血。刺血后的几分钟，杨董逐渐安静下来，躺下身后就慢慢地入睡了。

第二天一大早，杨董就过来道谢，并诉说自己病情。她患头风病已经有几年了，每年都要痛上两三次，并且每次痛都是在自己心情不愉快或生气的时候发生，而且痛起来像针扎，像要裂开、爆炸一样。昨天，就是自己情感上有点摩擦，一时解不开、生气而发。并追问道："这头风真和情绪有关吗？"吾答道："中医认为'气有余便生火'，情绪波动，肝火内炽，火性上炎，肝火上犯造成头部阴阳气血失和，气血逆乱，浊邪上扰，脑络阻痹，壅塞而痛，则会发生头风。"清代名医叶天士在《临证指南医案》中说："头为诸阳之会，与厥阴肝脉会于巅，诸阴寒邪不能上逆，为阳气窒塞，浊邪得以上据。"《类证治裁》亦说："头为天象，诸阳经会焉，若六气外侵，精华内痹，郁于空窍，清阳不运，其痛乃作。"经再三讲解，其方领悟，表示自己要调节情志，一切顺应自然。

一年后追访，杨董头风已愈，终未复发。

2. 腰扭伤　刺血好效应

在苏州讲课时，突然接到太仓的小李打来电话。小李是我的学生，她自述：前几天早晨在跳舞时，动作可能大了点，觉得腰好像扭了一下，接着就不能动了；这一下可让旁边的人慌了神儿，又是捏又是按。当时感觉是好了一些，但腰还是硬邦邦的，直不起来，只能弯腰就和着。回家后，敷贴了镇痛膏，但仍不能缓解。都已经4天了，腰还是弯着，根本直不起来，连大点儿力咳嗽都不行，更不要说转身、仰俯等动作了。希望能帮她治疗一下。

不久，小李坐着车就到了，被两个人搀扶着走下车。经检查：腰部僵硬，不能伸直，活动受限，不能转侧及前后仰俯屈伸，直腿抬高试验阳性，在左侧腰部有明显压痛，而以腰阳关附近压痛尤甚。治疗，则选取痛点（阿是穴）用三棱针快速点刺，再扣拔火罐，留罐10分钟，并见有黑紫色的瘀血渗出。起罐后，命她自行起身、下床，她半信半疑地缓慢下了床，又站直伸直了腰，还扭动了几下，感觉的确轻松了许多，但总感觉美中不足，还不是特别利索，问我能不能再针灸几针。我让她站直身体后，取右手环指和小指间赤白肉际处针之，并一边行针，一边让她活动腰部，其扭腰、转身、弯腰等动作一一顺利完成，未感觉有丝毫不便。这下可让小李乐开了花,她幽默地说:"我这次可真是抬着进来,走着出去。"

小李患的是急性腰扭伤,又被老百姓称为"闪腰"。其是指腰部软组织由于过度牵拉或突然扭闪所导致的腰部、肌肉、韧带、筋膜等软组织的急性损伤。中医认为,腰为肾之府,腰背部内属于肾,外络诸经,腰部动作过大,或用力不当,会令腰背部经络受损,气血运行不畅,导致疼痛及运动受阻。刺血则可祛瘀血、行气血、通经络,经脉气血畅通,通则不痛。

3. 施刺术 治愈扁平苔藓

俗话说:"人吃五谷杂粮,没有不得病的"。病形形色色,多种多样,有些病却比较少见。一日,我接到苏州一位女孩的电话,她在电话中忧心忡忡地诉说了自己的病情。她患有口腔溃疡已多年,时好时坏,反复发作,这几天痛得连吃饭都困难,做什么事都心不在焉。无奈之下,就到苏州某医院去就诊。结果让她大吃一惊,大夫告诉她,她口腔内患的是扁平苔藓,还告诉她治疗此病比较棘手。

大夫的话让她惴惴不安,十分害怕。为了弄清此病,她回家后马上就上网查看。网上介绍说此病有癌变的可能性,这一下让她更害怕了,像天快塌下来一样,一连几日"茶不思,饭不想",消沉到谷底。

听完她的病情介绍,我先安慰她要调整好自己的心态,既来之则安之,此病并没有她想象的那么严重。并叮嘱她,正好我这两日就要来苏州。

到达苏州的第一件事,就是接待此患者。其今年21岁,家在苏北,到苏州打工已经3年。经查:其口腔内右侧颊黏膜处有一小指指甲大小的凸起斑片,表面呈紫红色,上面有网状条纹,按压有疼痛感,并影响口腔的开合。查后,我告诉她,其口腔内所患确为扁平苔藓。并说,此病用中医治疗,效果好。吃中药,可能慢一些,如果不怕痛,用刺血方法,可手到病除。她一听,脸上的愁云立刻烟消云散,异常兴奋,让我马上施术,说:"再痛也不怕。"我让她张开口,取三棱针快速点刺了几针,然后让她吮出渗出的污血,吐掉的污血都是紫黑色的,吐了几次后,她顿觉轻松了许多,张口闭口也没什么障碍了。我约她第二天再来治疗一次就可以了。谁知,她第二天一早就打来电话,告之,其病已愈。

扁平苔藓，在中医被称为"紫癜风"。《圣济总录》记载："紫癜风之状，皮肤生紫点，搔之皮起而不痒痛是也"。中医认为，其病因多为七情失调，五志化火，血热生风，蕴热于肌腠；亦或肝肾不足，阴虚内热，虚火上炎于口而致。本患者由于背井离乡异地打工，心理压力比较大，加之睡眠不好，故心火上炎，令口舌生疮，《寿世保元》说："口疮，连年不愈者，此虚火也。"《圣济总录》亦说："口舌生疮者，心脾经蕴热所致也"。盖"脾主肌肉"，心脾蕴热，故在口之颊黏膜生有溃疡，日久则瘀阻经络，增厚成块。治之，则应化瘀通络，活血养肤。用中医刺血法则可举重若轻，泻血通络，有事半功倍之效。